PETIT MANUEL

D'ANESTHÉSIE CHIRURGICALE

PETIT MANUEL

D'ANESTHÉSIE CHIRURGICALE

PAR

Félix TERRIER

Professeur à la Faculté de médecine de Paris
Chirurgien des hôpitaux, Membre de l'Académie de médecine

ET

M. PÉRAIRE

Ancien interne des hôpitaux de Paris

AVEC 37 FIGURES DANS LE TEXTE

PARIS

ANCIENNE LIBRAIRIE GERMER BAILLIÈRE ET Cie

FÉLIX ALCAN, ÉDITEUR

108, BOULEVARD SAINT-GERMAIN, 108

1894

PETIT MANUEL
D'ANESTHÉSIE CHIRURGICALE

INTRODUCTION

L'anesthésie, on le conçoit, n'a pas été instituée en méthode régulière, scientifique, sans de nombreuses recherches, sans des tâtonnements répétés et malheureusement aussi sans de nombreux accidents.

Pour résoudre ce grand problème : la suppression de l'élément douleur dans les opérations, deux méthodes ont été et sont encore employées. Dans l'une, on agit localement sur l'économie ; dans l'autre, l'action est générale.

En d'autres termes, l'anesthésie peut être soit *locale*, soit *générale*.

Dans chacune des parties concernant ces deux sortes d'anesthésie, nous passerons en revue les tentatives faites par les chirurgiens pour obtenir un résultat satisfaisant par l'usage des agents anesthésiques, et nous étudierons ces différents agents avec leurs avantages et leurs dangers.

Nous examinerons aussi chacun des moyens employés pour éviter les accidents dus aux anesthésiques et pour remédier à ceux-ci le cas échéant.

Telle qu'elle est constituée aujourd'hui, l'anesthésie chirurgicale est, on peut le dire, un des plus grands progrès réalisés par la chirurgie moderne, tant au point de vue humanitaire qu'au point de vue de la facilité opératoire.

PREMIÈRE PARTIE

APERÇU SUR L'HISTOIRE DE L'ANESTHÉSIE CHIRURGICALE

Il faut remonter jusqu'aux anciens pour trouver l'origine de l'anesthésie en général.

Chez les Assyriens, au dire de Bénédictus, cité par Casp. Hoffmann, on liait « les veines qui sont autour de la gorge aux jeunes gens auxquels on voulait pratiquer la circoncision, parce qu'ils perdaient ainsi le sentiment et le mouvement [1] ». Cette compression en masse du cou a soulevé bien des controverses basées sur des expériences contradictoires.

Les Chinois pratiquaient l'acupuncture en utilisant les propriétés d'une herbe narcotique appartenant, d'après Stanislas Julien, à la famille des Urticées, une espèce de plante appelée *ma-yo* [2]. C'est sans doute le chanvre indien.

« Les Grecs, outre le νηπενθὴς dont parle Homère dans l'*Odyssée*, connaissaient le pouvoir calmant et soporifique de plusieurs végétaux.

1. Casp. Hoffmann, *De thorace*, lib. II, cap. XXIX, Francof.,1627, in-fol., p. 77.
2. Stanislas Julien, *Comptes rendus de l'Académie des sciences*, t. XXVIII, p. 195-198, Paris, 1849.

« Telles étaient les vertus attribuées par Dioscoride à la *mandragore* [1]. »

Outre cette plante, les Grecs et les Romains avaient d'autres procédés pour atténuer les douleurs produites par une section chirurgicale ou simplement traumatique.

C'est ainsi que Pline et Dioscoride parlent d'*une certaine pierre de Memphis* qui, broyée et délayée dans du vinaigre, avait la propriété d'insensibiliser les surfaces cutanées où devait porter l'instrument tranchant. Cette anesthésie était probablement obtenue grâce au développement d'*acide carbonique* que produisait l'action du vinaigre sur le marbre pulvérisé (?).

Pendant la Renaissance, c'est au suc des plantes, et en particulier à celui des *Solanées vireuses*, que l'on avait recours pour endormir les malades ; cette anesthésie se pratiquait par inhalation de ces sucs, tels que l'*opium*, la *mandragore*, la *morelle*, etc., placés sur une éponge, ainsi que nous l'a appris Jehan Canappe, dans sa traduction en français de Guy de Chauliac [2].

On trouve, dans un opuscule attribué à Albert le Grand [3], la formule d'un liquide anesthésique désigné sous le nom d'*aqua ardens*. Pour obtenir ce liquide, l'auteur a recommandé de distiller

1. Laboulbène, *Histoire de l'anesthésie chirurgicale* (*Revue scientifique*, Paris, 14 décembre 1889, n° 24, 26ᵉ année, 2ᵉ semestre, 3ᵉ série, t. XVIII, p. 737-745).

2. Maistre Jehan Canappe, *Guydon en françoys*, Lyon, 1538, p. 258. — Consulter aussi la *Grande Chirurgie* de Guy de Chauliac, revue et collationnée par E. Nicaise, Paris, 1890, p. 436.

3. Alberti Magni, *Liber de mirabilibus mundi*, Anvers, 1555, édit. in-12, p. 32.

dans un alambic un mélange de *vin foncé en cou-leur*, de *chaux vive*, de *sel commun*, de *tartre* et de *figues vertes*, et de conserver le produit de la distillation dans un vase de verre. Ce liquide paraît être l'*eau-de-vie*, connue aussi des Arabes et de leurs successeurs européens du seizième siècle.

Jean-Baptiste della Porta[1] a relaté le mode de conservation et d'administration d'une préparation somnifère volatile, qu'il suffisait de faire inhaler pour produire le sommeil. Cette préparation nous paraît analogue à la précédente.

I. Bodin[2], revenant à la mandragore, a insisté sur la propriété soporifique de cette plante et a montré les dangers qu'il y avait à en donner une trop forte dose.

D'autres ont eu recours aux onguents[3] pour l'anesthésie locale; d'autres, faisant déjà de l'anes-thésie mixte, ont combiné l'emploi des onguents avec celui des breuvages[4].

A la fin du siècle dernier (1784), James Moore[5] utilisa la compression des troncs nerveux, rap-pelant en cela les procédés assyriens dont nous avons parlé déjà.

Puis, l'insensibilité présentée par certains sujets en état de *somnambulisme* engendra le *mesmé-*

1. Jean-Baptiste della Porta, *Magie naturelle*, in-fol., p. 72, Naples, 1588.

2. Bodin, *Démonomanie des sorciers*, Paris, p. 92, édit. 1580 et 1598, Lyon, édit. in-12, p. 247.

3. Del Rio, *Disquisitiones magicæ*, trad. Duchesne, p. 223, 224 et 245, éd. in-12, 1599.

4. Bouchet, sieur de Brécourt, *Les Serées*, Paris, 1606, p. 39.

5. James Moore, *A method of preventing or diminishing pain in several operations of surgery*, London, 1784.

risme avec ses baquets fantastiques et ses croyances plus ou moins démoniaques. La Faculté de médecine condamna ces pratiques en 1784, en faisant remarquer avec raison qu'elles ne pouvaient constituer une méthode chirurgicale proprement dite.

Il faut arriver en 1799 pour assister à la dé ouverte des propriétés exhilarantes du *protoxyde d'azote* par Humphry Davy, dans l'Institut pneumatique de Beddoes, à Clifton. Horace Wells, dentiste à Hatford, appliqua le premier ce gaz à l'anesthésie, en 1844. Le retentissement de ces faits fut considérable et les chimistes de tous les pays répétèrent les expériences de H. Davy; nous citerons Berzélius en Suède, Pfaff et Wurzer en Allemagne, Boot, Liston, Guthrie, Lawrence, Fergusson, etc., en Angleterre.

Ce fut plus tard que ce mode d'anesthésie pénétra en France, et jusque dans ces dernières années on pensait que, vu son action très fugace, le protoxyde d'azote ne pouvait être utilisé que pour les extractions dentaires. Il est bon de noter que H. Wells, Colton, Goodville de New-York et d'autres expérimentateurs purent prolonger l'anesthésie à l'aide du protoxyde d'azote, et que de longues opérations purent être faites grâce à son emploi.

D'autres expériences furent entreprises sur l'action de ce gaz, et parmi elles on peut surtout citer celles de Krishaber (1867), Joliet et Blanche (1873), Zuntz et Goltstein, Paul Bert (1878)[1].

---

1. P. Bert, *Sur la possibilité d'obtenir, à l'aide du protoxyde*

En 1842, Crawford Long d'Athènes, médecin de Jefferson (Georgie), employa pour la première fois comme anesthésique général l'*éther* déjà signalé par Thornton en 1795 et par Faraday en 1818. Mais le véritable créateur de ce mode d'anesthésie est Morton, qui commença ses essais en 1846, d'après les conseils de Jackson. John Warren vérifia l'efficacité de ce procédé à Boston à l'hôpital général de Massachussets, et Liston à Londres, à l'hôpital d'University College.

C'est à Malgaigne que revient l'honneur d'avoir le premier en France expérimenté l'éthérisation. Le 12 janvier 1847, il rendit compte à l'Académie de médecine des résultats obtenus par ce procédé dans son service de l'hôpital Saint-Louis. Il fut bientôt imité par Velpeau, J. Cloquet, Roux, Jobert de Lamballe et S. Laugier, qui préconisèrent vivement cette méthode anesthésique.

Les bons effets produits par l'éthérisation stimulèrent le zèle des physiologistes et des chirurgiens. On ne s'en tint pas là, les *éthers chlorhydrique*, *acétique* et d'autres corps du même groupe furent tour à tour essayés ; mais aucun d'entre eux ne donna de résultats comparables à ceux de l'éther.

Ces recherches amenèrent un résultat plus important : c'est en étudiant les éthers que Flourens mit en lumière en 1847 les propriétés du *chloroforme* découvert en 1831 par Soubeiran, en France, et presque simultanément par J. Liebig, en Alle-

---

d'azote, une anesthésie de longue durée, et sur l'innocuité de cet anesthésique (Comptes rendus des séances de l'Académie des sciences, Paris, 11 novembre 1878, t. LXXXVII, p. 728-730).

magne. Mais les faits signalés par Flourens restèrent sans écho, du moins en France.

A la même époque, Simpson employait le chloroforme à Édimbourg et venait, le 10 novembre 1847, signaler devant la Société médico-chirurgicale de cette ville, la supériorité de cet agent anesthésique sur l'éther. Mais plusieurs cas de mort qui se produisirent quelque temps après, pendant la chloroformisation, amenèrent une campagne contre le chloroforme de la part de Sédillot, Bouisson, A. Bonnet, etc., et de plus une étude minutieuse de la cause de ces accidents.

Depuis cette époque, les travaux se sont multipliés dans ce sens et le chloroforme, par sa supériorité incontestable, est resté l'anesthésique général de la grande majorité des chirurgiens.

Un autre anesthésique, le *bromure d'éthyle* ou *éther bromhydrique*, découvert par Serullas en 1829, fut expérimenté, en Angleterre, par Nunneley de Leeds[1], en 1849, et, en France, par Édouard Robin, en 1851[2]. Les communications de ces deux expérimentateurs n'eurent pas grand retentissement.

En 1876, A. Rabuteau[3] exposa les principaux résultats de ses expériences sur les propriétés anes-

---

1. Nunneley, *New forms of anœsthetics (British medical Association*, 1865, in *British medical Journal*, London, 1865, t. II, p. 192).

2. Ed. Robin, *Note sur un nouvel agent anesthésique. L'éther bromhydrique (Comptes rendus des séances de l'Académie des sciences*, Paris, 28 avril 1851, t. XXXII, p. 649).

3. A. Rabuteau, *Recherches sur les effets du bromure d'éthylène (Comptes rendus des séances et mémoires de la Société de biologie*, Paris, 23 décembre 1876, t. XXVIII, p. 404-407).

thésiques du bromure d'éthyle. Repris de nouveau par Lawrence Turnbull de Philadelphie en 1877[1] et en 1879, puis par R. J. Lewis[2] et J. Marion Sims en 1880, il fut donné avec succès en France à la même époque par O. Terrillon[3], par P. Berger, Ch. Périer et Ch. Monod. Nous compléterons plus loin son histoire en étudiant ses propriétés.

En 1856, Snow, en Angleterre, Gabriel Tourdes[4], Debout[5], Robert[6] et Giraldès[7], en France, firent usage de l'*amylène* découvert par Balard en 1844; mais cette substance fut reconnue défectueuse par Jobert, Velpeau et H. Larrey, à cause des mouvements convulsifs violents qu'elle provoquait, de sa cherté et de son odeur insupportable.

Le *bichlorure de méthylène* et le *chloral* eurent plus de vogue que l'amylène; mais ils ne purent supporter la comparaison ni avec le chloroforme, ni avec l'éther.

---

1. L. Turnbull, *Bromide of ethyl. hydrobromic ether as an anœsthetic* (*British med. Journal*, Lond., 1880, t. I, p. 565).—*Congrès périodique international des sciences médicales*, 6ᵉ session, Amsterdam, sept. 1879, t. II, p. 389).

2. R. J. Lewis, de Philadelphie, *Bromide of ethyl as an anœsthetic* (*The medical Times*, 24 avril, London, 1880, p. 460-461, et *The medical Record*, New-York, vol. XVII, nᵒ 14, 3 avril 1880, p. 361-365).

3. O. Terrillon, *Bulletins et mémoires de la Société de chirurgie*, t. VI, Paris, 17 mars 1880, p. 198-202, et 31 mars, p. 221-222.

4. *Recherches sur les effets anesthésiques de l'amylène* (*Bullet. de l'Acad. de méd.*, t. XXII, p. 420, Paris, 3 mars 1857, et *Gaz. méd. de Strasbourg*, 28 fév. 1857).

5. *Note sur l'innocuité et la valeur de l'amylène considéré comme agent anesthésique* (*Bullet. de l'Acad. de méd.*, t. XXII, p. 454, Paris, 10 mars 1857).

6. *Ibid.*, p. 751, 12 mai 1857.

7. *Ibid.*, p. 772, 19 mai 1857.

« Le *kérosolène*, qui fut découvert en Amérique et employé à Boston par Bigelow et Hodges, est un produit de la distillation du charbon de terre, ainsi que les agents asphyxiants, tels que l'*oxyde de carbone*, l'*acide carbonique*, et les produits de la combustion du *Lycoperdon proteus*. Ces substances ont été aussi proposées comme agents anesthésiques.

« Mais les accidents déterminés par elles, ont avec raison fait rejeter leur emploi [1]. »

Quand nous aurons encore cité la *cocaïne*, découverte par Gardeke en 1855 sous le nom d'*érythroxyline*, et par Niemann en 1859, sous son nom actuel de *cocaïne;* l'*antipyrine*, découverte par Know en 1882; le *pental;* le *chlorure* et le *fluorure d'éthyle et de méthyle;* le *chlorhydrate d'érythrophléine*, la *strophantine*, l'*ouabaïne* et la *formanilide*, nous aurons terminé l'énumération rapide des agents anesthésiques utilisés aujourd'hui.

---

1. Maurice Perrin, *Anesthésie chirurgicale* (*Dictionn. encyclop. des sciences méd.*, t. IV, p. 443, Paris, 1866).

DEUXIÈME PARTIE

ANESTHÉSIE LOCALE

L'anesthésie locale ou localisée est, d'après Giraldès[1], celle qu'on circonscrit à une région du corps, et qu'on obtient par l'application directe des agents anesthésiques.

Ceux-ci sont généralement empruntés aux corps chimiques à combinaison binaire, à des agents ou à des mélanges réfrigérants, ou encore à des agents mécaniques.

1° La compression.

Ce procédé mécanique est renouvelé des anciens. On peut comprendre jusqu'à un certain point, au point de vue de l'anesthésie générale, que la compression des carotides puisse produire le sommeil et l'insensibilité en privant les centres nerveux de l'apport du sang artériel.

Au point de vue de l'anesthésie locale, les chirurgiens ont employé aussi la compression comme moyen mécanique préventif de la douleur : c'est

[1]. J. Giraldès, *Anesthésiques locaux* (*Nouveau dict. de méd. et de chirurg. prat.*, Paris, 1865, t. II, p. 253).

ainsi que l'on froisse entre les doigts la partie sur laquelle doit porter l'instrument : les bijoutiers mettent ce moyen en pratique quand ils veulent percer le lobule de l'oreille.

A cette espèce se rattachent la compression circulaire sur la totalité d'un membre, et celle qui est appliquée sur le tronc nerveux qui envoie les filets à la partie dont on veut supprimer la douleur.

Dans ces cas, les terminaisons nerveuses privées d'éléments nutritifs par le refoulement du sang de la périphérie vers le centre du corps perdent rapidement toute sensibilité.

A la fin du siècle dernier, Jacques Moore imagina, pour arriver à ce but, un compresseur analogue à celui que Dupuytren employait pour arrêter les hémorragies artérielles ; son compresseur de la cuisse comprimait en même temps le nerf crural et le nerf sciatique. Ce procédé n'a pas été employé par les praticiens, car l'instrument agit également sur les vaisseaux, et de plus la compression des gros troncs nerveux n'est pas elle-même toujours exempte de douleur.

Enfin, on a préconisé la compression circulaire ; ce dernier moyen peut encore diminuer la douleur quand l'instrument doit agir superficiellement. A cet effet, on a utilisé l'emploi de la bande d'Esmarch ; mais les résultats obtenus ont été peu encourageants, ainsi qu'il résulte des observations du professeur Verneuil, de Demarquay et du professeur Trélat[1]. Dans quelques cas, cepen-

---

1. *Bulletins et mémoires de la Soc. de chirurgie*, Paris, 1874, 3ᵉ série, t. III, p. 361.

dant, lorsque les nerfs sont superficiellement
placés, cette compression peut produire une anesthésie assez complète. Il suffit alors d'employer un
simple tube de caoutchouc et de combiner à la
compression l'anesthésie par le froid (éther, glace,
chlorure d'éthyle ou de méthyle, etc.).

2° **Réfrigérants.**

Personne n'ignore que le froid fait contracter
les vaisseaux qui deviennent exsangues, et, d'autre
part, suspend pour un temps toute sensibilité dans
l'élément nerveux sensitif. Or cette propriété a été
mise à profit dans la pratique des opérations chirurgicales; mais malheureusement on ne peut prolonger trop longtemps l'action de cet agent, qui
pourrait mortifier les tissus.

Il est encore une autre cause qui s'oppose à ce
que les réfrigérants puissent être appliqués à
toutes les opérations; c'est qu'ils n'agissent qu'à
la surface, et, dès que la peau a été divisée, la
couche organique sous-jacente, qui n'a pas subi
l'action du froid, est très sensible.

A. — *Mélanges réfrigérants.*

α. *Glace et sel marin.* — Les mélanges réfrigérants, et en particulier le mélange à parties
égales de glace et de sel marin, ne pourront agir
comme anesthésiques que lorsqu'on voudra prati-

quer une opération intéressant les tissus superficiels.

Le *mélange d'Arnott* est composé de deux parties de glace et d'une partie de sel marin. Il est nécessaire que le mélange soit très intime; dans ce but, il suffit de piler la glace dans un mortier, et d'y ajouter le sel par petites parties. Le tout doit être placé dans un *nouet* de gaze ou de tarlatane, et ce nouet doit être directement mis en contact avec les surfaces que l'on désire insensibiliser.

β. *Glace, sel et chlorhydrate d'ammoniaque.* — A. Richard a préconisé l'emploi d'un mélange réfrigérant composé de glace, de sel et d'un cinquième de chlorhydrate d'ammoniaque. L'application de ce mélange est un peu douloureuse, mais l'anesthésie serait rapide (sept minutes) et complète.

L'anesthésie au moyen des mélanges réfrigérants n'est guère applicable qu'aux extrémités (orteils et doigts) pouvant être plongées dans le mélange. Sur les autres organes, on ne peut facilement limiter son application; enfin on ne trouve pas de la glace en tout temps et en tout lieu.

Malgré les quelques douleurs produites par l'application des mélanges réfrigérants, nous croyons leur usage parfaitement indiqué dans un grand nombre de circonstances où l'on est obligé d'obtenir une anesthésie locale.

Toutefois, il faut distinguer deux cas bien tranchés, selon que les tissus sur lesquels on les fait agir sont sains ou enflammés: les tissus sont-ils normaux, il ne peut y avoir aucune crainte de gangrène ou d'accident; mais, dans le cas contraire, il faut être plus réservé sur la tolérance des parties, comme l'a fait remarquer Maurice Perrin[1].

B. — *Éthérisation localisée.*

L'*éther* et le *chloroforme* ont été aussi employés pour produire l'anesthésie locale. Les effets obtenus ont beaucoup varié selon les expérimentateurs et surtout selon les conditions dans lesquelles ils se sont placés.

On a cherché à favoriser l'évaporation de l'éther ou du chloroforme par un courant d'air actif : le professeur A. Richet utilisait un vulgaire soufflet. Dans ces cas l'action anesthésique peut et doit surtout s'expliquer par l'abaissement de température que l'évaporation du liquide fait subir à la partie qu'on veut engourdir.

C'est Giraldès qui, le premier, paraît avoir eu la pensée d'utiliser les nombreux pulvérisateurs, et notamment celui de Lüer, pour réduire en poudre impalpable l'éther ou le chloroforme, le projeter sur les téguments et les anesthésier. Toutefois l'application de la méthode est due à Richardson, qui imagina à cet effet un appareil fort ingénieux.

Cet appareil (fig. 1) se compose d'un flacon dans lequel on met l'éther, flacon qui présente un col assez large, fermé par un bouchon, livrant pas-

---

1. Maurice Perrin, *loc. cit.*, p. 488.

sage au système tubulé destiné à produire la pulvérisation du liquide anesthésique.

« Ce système se compose de deux tubes métalliques d'inégale longueur, d'inégal diamètre, et placés l'un dans l'autre sans juxtaposition. Leur extrémité supérieure, située à 2 centimètres l'une de l'autre, est effilée ; par leur extrémité inférieure,

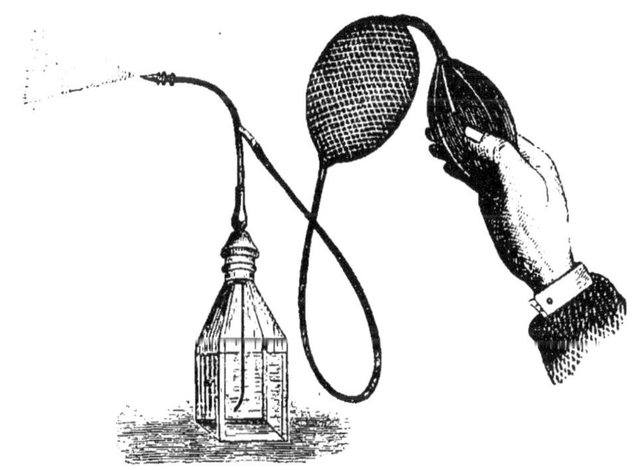

Fig. 1. — Appareil de Richardson.

l'un, le plus petit de diamètre, celui qui est inclus, plonge dans l'éther ; l'autre, qui lui sert de manchon, n'atteint pas la surface du liquide. Le courant d'air est fourni et entretenu d'une façon continue par deux poires de caoutchouc reliées entre elles par un tube de communication ; l'une des poires, munie d'une soupape, fait office de soufflet ; l'autre, de réservoir à air. Cette dernière est en communication médiate avec l'intérieur du flacon.

« Pour faire fonctionner l'appareil, on met en

mouvement la poire à soupape avec la main ; l'air
est ainsi projeté, d'abord dans la seconde poire,
puis dans le flacon dont la pression intérieure
augmente. Cet excès de pression fait monter le
liquide jusqu'à la partie supérieure du petit tube,
en même temps qu'elle établit un courant de
dedans en dehors à travers l'espace ménagé entre

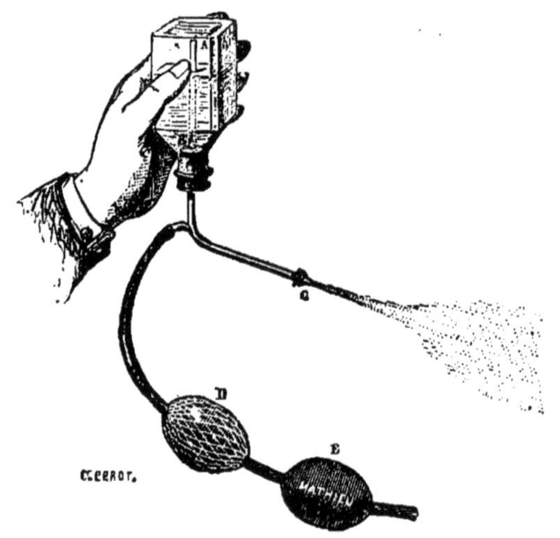

FIG. 2. — Appareil de Mathieu.

les tubes. Il résulte de cette disposition ingénieuse
que le liquide anesthésique, au fur et à mesure
qu'il s'écoule par l'orifice supérieur du tube interne, est enveloppé par un courant d'air et divisé
à l'infini. L'air comprimé dans la seconde poire
transforme la force de projection intermittente
du soufflet, en une force de projection continue. On
conçoit sans difficulté que l'activité du soufflet
peut être variée au gré de l'opérateur[1]. »

1. M. Perrin, *loc. cit.*, p. 485.

La plupart des patients soumis au jet d'éther pulvérisé ont ressenti une douleur plus ou moins vive, parfois à peine marquée, ce qui dépend de la sensibilité des parties soumises à l'expérience, et peut-être aussi de la plus ou moins grande susceptibilité du sujet.

Richardson pense, et nous sommes de son avis, qu'il faut avoir grand soin d'utiliser de l'éther bien pur, ce qui permet d'obtenir une anesthésie rapide et sans douleur.

D'autres appareils ont été construits depuis celui de Richardson, et parmi eux nous pouvons signaler l'appareil de Mathieu (fig. 2). Les boules D, E sont celles de l'appareil anglais; le flacon est renversé, de façon à favoriser la sortie du liquide; enfin le courant d'air réduit en poussière très fine le liquide qui sort en C; B est la prise du liquide dans le flacon.

α. *Procédé de T. Leclerc.* — Un bon procédé, que nous recommandons pour obtenir une anesthésie locale aussi complète que possible avec l'éther [1], consiste :

1° A mettre de l'éther à 66 degrés dans un pulvérisateur ;

2° A placer ce pulvérisateur dans un récipient contenant un mélange de glace et de sel marin ;

3° A pulvériser cet éther sur les parties à anesthésier, après quinze minutes de refroidissement.

β. *Procédé indirect de von Lesser.* — Ladislas

---

1. T. Leclerc, *Communication orale.*

von Lesser, de Leipzig, a aussi utilisé l'action réfrigérante de l'éther. Le principe de son appareil est le suivant : l'éther est employé à refroidir les plaques métalliques d'un métal bon conducteur ; ce sont ces plaques qui sont ensuite mises en contact avec la région où doit porter l'opération [1].

L'appareil se compose d'une caisse en nickel qui contient de l'éther et dans laquelle on peut insuffler de l'air au moyen d'une poire de Richardson, de manière à activer l'évaporation et à refroidir fortement les parois. Cette caisse, ou plutôt ces caisses, car il y en a plusieurs, ont des formes telles qu'elles peuvent, par quelques-unes de leurs faces, s'appliquer sur les parties convexes : doigts, orteils, bras, avant-bras, tumeurs arrondies ; par une autre face, sur les parties concaves : paume de la main, pli du coude, aisselle, et même dans la cavité buccale ; par une troisième face, sur les régions plates. La réfrigération doit se faire sur une grande étendue.

Avant d'opérer, von Lesser a soin d'empêcher l'accès du sang au moyen de la bande d'Esmarch s'il doit agir sur le bras, la jambe ou les doigts.

Ce procédé permet ainsi de mieux utiliser l'action réfrigérante de l'éther et de parer à quelques-uns des inconvénients de son emploi. Mais il est un peu compliqué et d'une manœuvre assez délicate, ce qui en a entravé l'extension.

Malgré cela, von Lesser a donné le compte rendu

---

1. Von Lesser, *Comptes rendus des séances et mémoires de la Société de biologie*, 1er avril 1882, p. 238-241, présentation d'un appareil à anesthésie locale par R. Blanchard.

de toutes les opérations qu'il a pratiquées au moyen de son procédé. Il l'a même utilisé dans des régions où son application nous paraît des plus difficile, nous voulons parler des amygdales et de la région laryngée.

γ. Divers *mélanges*, dans lesquels entrent toujours l'éther ou le chloroforme, ont été successivement proposés pour produire l'anesthésie locale, mais sans grands résultats pratiques.

Fournié [1] a fait usage d'un mélange à parties égales *d'acide acétique* et de *chloroforme ;* il a donné à son procédé le nom de *chloracétisation.* Dans un appartement d'une température de plus de 17 degrés, si l'on applique exactement sur la peau saine l'orifice d'un flacon qui contient une quantité d'acide acétique cristallisable pur équivalente au quart de sa capacité, et autant de chloroforme, on obtient, en chauffant le mélange avec la main pendant cinq minutes environ et aux prix de légères souffrances, une anesthésie locale complète. Cependant ce moyen est peu utilisé et produirait parfois des douleurs excessivement vives (Duckworth et R. Davy).

D'ailleurs ces diverses applications locales du chloroforme ou de l'éther sont presque tombées dans l'oubli depuis la découverte de l'anesthésie locale par l'éther pulvérisé.

On a aussi préconisé le mélange anesthésique suivant :

1. Fournié, *De la chloracétisation, nouveau moyen de produire l'anesthésie locale (Comptes rendus de l'Acad. des sciences,* Paris, 1861, t. LIII, p. 1066).

Chloroforme............ 10 grammes.
Éther................. 15   —
Menthol............... 1   —

Il suffit de pulvériser ce liquide sur la peau des régions qui doivent être le siège d'une opération ; l'anesthésie obtenue persiste de deux à six minutes.

D'après A. Dastre[1], le chloroforme pulvérisé seul n'est pas propre à l'anesthésie locale : il ne produit pas un refroidissement suffisant. Son point d'ébullition (60°,8) est trop élevé et sa chaleur spécifique trop considérable.

Richardson[2] a recommandé un mélange contenant :

Éther sulfurique anhydre.... 75 grammes.
Acide phénique............. 30 centigrammes.

Ce mélange, en pulvérisations, amènerait rapidement l'insensibilité des régions où doit porter le bistouri. L'anesthésie agirait même profondément dans l'épaisseur des tissus et serait plus durable qu'avec l'éther employé seul.

On a aussi mélangé le *pétrole* à l'*éther* dans les proportions suivantes :

Éther sulfurique........... 100 grammes.
Essence de pétrole........ 25   —

C'est C. L. Schleich[3] qui a été le promoteur de

1. A. Dastre, *Les anesthésiques*, Paris, 1890, p. 278.
2. Richardson, *Semaine médicale*, n° 44, Paris, 2 septembre 1891, Annexes, p. 174, d'après *The Asclepiad*, août 1890.
3. C.L. Schleich, *Semaine médicale*, Paris, 26 août 1891, n° 43, Annexes, p. 170.

ce procédé. Cet auteur a eu aussi l'idée de combiner les *pulvérisations d'éther* aux *injections hypodermiques de cocaïne*[1].

Mais tous ces mélanges exigent un appareil spécial, un temps d'application assez long, et provoquent souvent une douleur vive.

Aussi, pour obtenir l'anesthésie locale, a-t-on essayé à maintes reprises de simplifier les procédés employés.

C. — *Chlorure de méthyle.*

Le chlorure de méthyle ou éther méthylchlorhydrique ou formène monochloré, est incolore, d'une odeur alliacée désagréable. Il bout à — 22 degrés.

Son emploi a été d'abord d'ordre médical ; c'est ainsi que Laillier en 1882 et le professeur Debove[2] en 1884 ont été les premiers à signaler tout le parti que l'on pouvait tirer en médecine de ses propriétés anesthésiques locales.

Depuis cette époque il a été fréquemment utilisé, soit dans les hôpitaux, soit en ville, et le nombre des médecins qui ont parlé de sa valeur thérapeutique est trop considérable pour que nous songions à les énumérer. Disons seulement qu'il a fourni le sujet de cinq thèses, celles de R. D. Santelli[3],

1. C. L. Schleich, *Die combinirte Œther-Cocaïnanästhesie* (*Deutsche medizinal Zeitung*, Berlin, 1er juin 1891, n° 44, p. 515).

2. *Soc. méd. des hôpitaux de Paris*, séance du 8 août 1884.

3. R. D. Santelli, *Du traitement de la sciatique par les pulvérisations du chlorure de méthyle*. Thèse de Paris, 1884, n° 37.

de J. Ch. G. Chauvin[1], de F. Rouillon[2], de A. G. Raison[3] et de A. Peyrounet de Lafonvieille[4].

On obtient le chlorure de méthyle en chauffant une partie d'alcool méthylique avec deux parties de sel marin et trois parties d'acide sulfurique concentré.

Il est conservé dans des siphons métalliques ; mais ces siphons sont assez incommodes à manier à cause de leur volume et à cause de la difficulté que l'on éprouve à graduer le jet de vapeur ; aussi a-t-on cherché à les modifier.

G. Dujardin-Beaumetz a présenté à l'Académie[5] un *pulvérisateur de chlorure de méthyle* construit par Galante, sur les indications du professeur Debove.

Cet appareil (fig. 3), fort maniable, que l'on peut facilement emporter avec soi, remplace avantageusement les siphons que l'on employait jusqu'ici. C'est un tube métallique, enveloppé de caoutchouc, à l'extrémité inférieure duquel se trouve une ouverture filiforme par où peut s'échapper le jet de chlorure de méthyle. Un système d'ouverture et de fermeture très ingénieux permet

1. J. Ch. G. Chauvin, *De l'emploi des pulvérisations au chlorure de méthyle.* Thèse de Lyon, 1885, n° 287.

2. F. Rouillon, *De la réfrigération par le chlorure de méthyle.* Thèse de Paris, 1885, n° 304.

3. A. G. Raison, *Du traitement des phénomènes douloureux de l'ataxie locomotrice progressive par les pulvérisations d'éther et de chlorure de méthyle.* Thèse de Paris, 1886, n° 215.

4. A. Peyrounet de Lafonvieille. *De la névralgie du trijumeau et de son traitement par les pulvérisations au chlorure de méthyle.* Thèse de Paris, 1886, n° 122.

5. *Bulletin de l'Académie de médecine*, Paris, 3ᵉ série, t. XIX, séance du 20 mars 1888, p. 399.

de produire le jet de chlorure de méthyle avec une extrême facilité.

Le chlorure de méthyle détermine une anesthésie beaucoup plus rapide que l'éther. La peau devient immédiatement blanche et d'une dureté excessive, et, si l'on continuait longtemps la pulvérisation, la peau se recouvrirait de phlyctènes et se mortifierait. Nous verrons plus loin la façon d'éviter ces accidents.

Le froid obtenu par la pulvérisation est, d'après Debove[1], de —52 à —53 degrés.

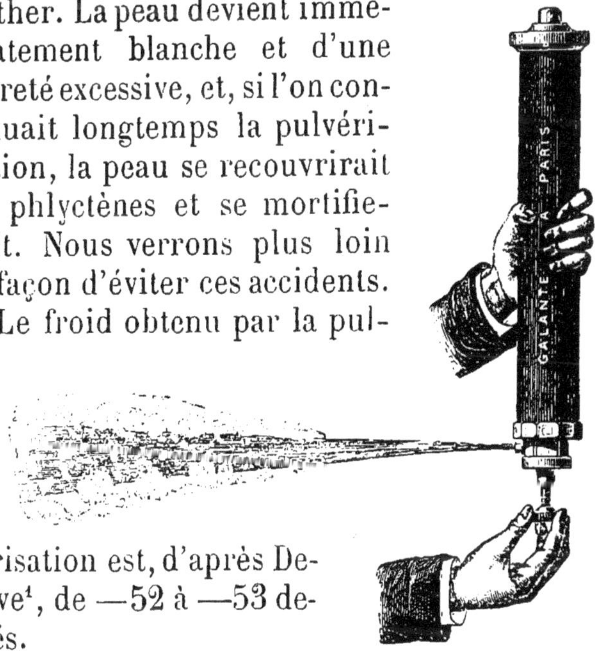

Fig. 3. — Pulvérisateur au chlorure de méthyle du professeur Debove.

α. Procédé du docteur Ch. Bailly de Chambly (Oise). — *Stypage*. — Le stypage est une méthode de réfrigération locale qui repose sur l'évaporation rapide du chlorure de méthyle emmagasiné, à l'état liquide, dans un corps spongieux[2].

1. Debove, *De l'emploi médical du chlorure de méthyle*, p. 8, Paris, 1889.

2. Ch. Bailly, *Bulletin de l'Académie de médecine*, Paris, 31 janv. 1888, 3ᵉ série, t. XIX, p. 139 à 147.

La mise en pratique de cette méthode réclame l'emploi des instruments contenus dans le nécessaire ci-contre (fig. 4) :

A. D'une source de chlorure de méthyle (*récipient, siphon, grand ou petit thermo-isolateur*) ;

B. De tampons spongieux, récepteurs du liquide frigorifère ;

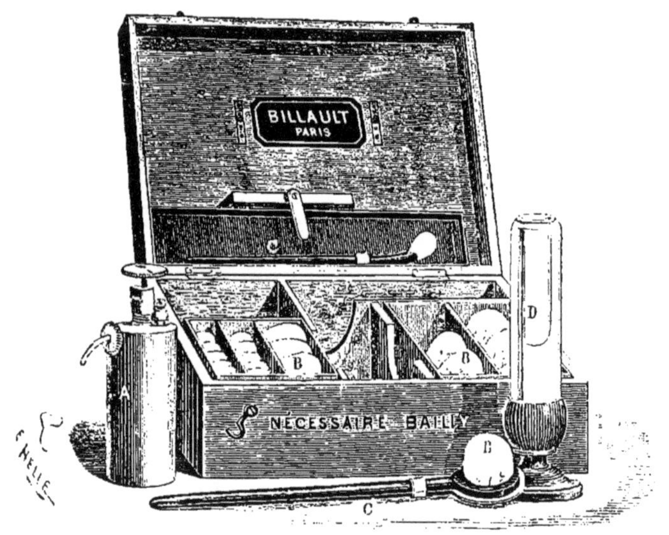

Fig. 4. — Nécessaire de Bailly pour le stypage.

C. De pinces isolantes (*stypes*) destinées au maniement des tampons ;

D. Du thermo-isolateur d'Arsonval et Bailly.

Siphons. — On se sert, pour contenir le chlorure de méthyle, de récipients appropriés, siphons métalliques résistants, à fermeture hermétique et de toutes capacités.

Chaque siphon est surmonté par un bouton

molleté qu'il suffit de tourner de droite à gauche pour l'ouvrir, et en sens inverse pour le fermer.

Le jet de chlorure de méthyle qui s'échappe par la tubulure latérale supérieure est reçu sur le tampon qu'on peut imprégner plus ou moins, suivant les cas.

Le chlorure de méthyle, qui bout à —22 degrés et qui se vaporise avec une grande rapidité, peut cependant être maintenu pendant plusieurs heures à l'état liquide et à l'air libre, dans un appareil spécial appelé *thermo-isolateur d'Arsonval et Bailly*. Cet appareil est un récipient transparent, composé de deux tubes concentriques en verre, dans l'intervalle desquels a été fait le vide sec, ces deux tubes étant soudés à leur extrémité ouverte.

Le tube intérieur sert à recevoir le chlorure de méthyle qui se trouve isolé de la chaleur extérieure par le vide sec; cette condition lui permet de demeurer à l'état liquide sans entraîner, sur le tube extérieur, la précipitation de vapeur d'eau de l'air ambiant, précipitation qui, sur un tube ordinaire simple, se fait à l'état de neige et constitue une cause énergique de réchauffement.

On peut ainsi conserver pendant plusieurs heures, en vue d'opérations multiples, le chlorure de méthyle ou tout autre gaz liquéfié devenu aussi maniable qu'un liquide fixe.

Tampons. — De très nombreux essais ont démontré que le tampon modèle doit être formé d'ouate au centre, de bourre de soie à la périphérie, l'ensemble étant recouvert de gaze de soie.

Il offre l'avantage de s'imprégner facilement de chlorure de méthyle, d'en permettre aisément l'expression, de produire l'abaissement de température le plus rapide (quelques secondes), le plus considérable (—55 à —60 degrés), le plus prolongé (à l'air libre quarante-cinq à soixante minutes), etc., etc.

Trois spécimens de tampons : en boule, ovoïdes, ovoïdes à baudruche, répondent, sans exception, à tous les besoins.

Les tampons en boule, plus volumineux, sont plus particulièrement réservés aux applications médicales. Les ovoïdes servent à l'anesthésie locale cutanée. Les ovoïdes à baudruche sont spécialement destinés à l'anesthésie des muqueuses, des surfaces cutanées et suintantes.

L'imprégnation des gros tampons se fait par le jet méthylique direct, à la sortie du petit ou du grand siphon ; on peut aussi les arroser avec le chlorure de méthyle préalablement recueilli dans le thermo-isolateur.

L'imprégnation des petits tampons, et surtout des petits tampons à baudruche, se fera plus commodément par le thermo-isolateur.

Stypes ou porte-tampons. — Deux sortes de stypes suffisent pour tous les cas :

1° Grand stype à lunette ; 2° petit stype.

L'un et l'autre peuvent servir à des applications médicales et chirurgicales. Cependant, le grand est plutôt destiné à l'anesthésie médicale des larges surfaces et le petit à l'anesthésie limitée.

Le *stype à lunette* est formé de deux branches

en bois mauvais conducteur de la chaleur, symé-
triques, appliquées l'une contre l'autre, fixées par
un rivet vers leur centre, mais pouvant, grâce à
l'élasticité du bois, s'écarter aisément l'une de
l'autre, à leurs extrémités libres. D'un côté, les
tiges effilées forment une pince droite à mors et
en même temps le manche de l'instrument. De
l'autre côté, les tiges sont terminées, l'une par une
palette circulaire pleine, l'autre par une palette évi-
dée à travers laquelle on fait passer le gros tampon.

Un anneau curseur fixe définitivement le tampon.

Le *petit stype* est formé de deux tiges de bois
légèrement recourbées et munies de mors à leur
extrémité libre et réunies à l'autre par un rivet.
Un anneau curseur arrête et fixe le tampon.

Principaux effets physiologiques du stypage —
Quand on touche pendant quelques secondes une
portion du derme avec un tampon imprégné de
chlorure de méthyle, on voit se produire : une
décoloration de plus en plus prononcée faisant
brusquement place à une tache blanche anémiée,
d'abord fugace, qui prend ensuite l'aspect parche-
miné et se creuse en cupule persistante.

Parallèlement à ces phénomènes objectifs s'établit
un refroidissement de plus en plus intense, avec
anesthésie de plus en plus prononcée, anesthésie
qui, par inhibition, peut se produire à distance.

L'application étant suspendue, on voit appa-
raître (signe de la congestion de retour) une coloration rouge de plus en plus vive, et quelquefois
un soulèvement de l'épiderme sous forme de vési-
cules ténues et opalescentes.

La congestion de retour s'accompagne d'une sensation de chaleur, de cuisson, de brûlure, suivie quelquefois de démangeaison.

Plusieurs stypages énergiques donnent à la longue, à la peau, une coloration brunâtre à la manière du vésicatoire ; et après cette coloration survient la desquamation de l'épiderme.

Une réfrigération plus prolongée serait suivie de tous les effets nocifs de la congélation (érythème, vésication, escarre).

Précautions préalables au stypage. — 1. Ne jamais se servir d'un tampon humide.

2. L'imprégner de chlorure de méthyle proportionnellement (peu ou beaucoup) à l'étendue du stypage.

3. Essuyer, étancher, dessécher la surface qui va être stypée.

Mode d'emploi. — Quant on veut faire usage du stypage pour l'anesthésie locale, on saisit avec l'extrémité du petit stype, tenu à la main comme une plume à écrire, un tampon approprié (petit, moyen, grand, à baudruche) et on l'imprègne de chlorure de méthyle. On le porte alors directement au lieu d'élection en l'appuyant assez fortement.

Au bout de quelques secondes, on soulève le tampon et l'on aperçoit la tache blanche parcheminée en cupule persistante, signe de l'anesthésie complète. Si la tache n'est pas produite, on replace le tampon et l'on attend de nouveau quelques secondes.

On comprend que, suivant la plus ou moins grande finesse, la vascularisation plus ou moins riche de la peau, l'anesthésie demande un temps variable.

β. PROCÉDÉ DE GALIPPE. — On peut aussi utiliser le procédé de Galippe[1] pour anesthésier les surfaces cutanées : il consiste à verser dans un verre ou dans un récipient spécial, dit *thermo-isolateur*, un mélange de *chlorure de méthyle* et *d'éther* et de badigeonner avec ce mélange, au moyen d'un pinceau ou d'un tampon d'ouate, la surface à anesthésier.

Dans les opérations chirurgicales, le chlorure de méthyle a été peu utilisé; et cela, dans la crainte de produire des phlyctènes et des escarres par la congélation longtemps prolongée. Or on évitera cet accident en recouvrant de *vaseline* les surfaces destinées à être anesthésiées; grâce à cette petite précaution, le chlorure de méthyle nous a rendu bien des services; aussi pensons-nous qu'il mérite d'être conservé comme anesthésique local.

D. — *Chlorure d'éthyle.*

Le chlorure d'éthyle, ou chloréthyle, ou éther éthyl-chlorhydrique, produit d'origine française,

1. Galippe, *Société de biologie de Paris*, séance du 4 février 1888, et *Bulletin de l'Académie de médecine*, Paris, séance du 7 février 1888, t. XIX, p. 175.

est un liquide incolore possédant une odeur éthérée agréable peu intense et d'un goût sucré; il bout à + 10 degrés centigrades, soit 25 degrés plus bas que l'éther ordinaire.

Ce point de vaporisation à + 10 degrés centigrades se prête merveilleusement aux exigences de son emploi comme anesthésique local; en effet, il suffit de la chaleur de la main de l'opérateur pour projeter sur la partie à anesthésier un mince jet de chlorure d'éthyle contenu dans un tube ou dans une ampoule de verre.

Ce corps étant inflammable comme l'éther, il est bon de prendre garde à toute flamme ou matière en combustion, ou tout au moins de s'en tenir à distance pendant son emploi, afin d'éviter une explosion. Si on l'allume, il brûle avec une flamme verdâtre, en dégageant de l'acide chlorhydrique.

Quoique produit français, le chlorure d'éthyle a été essayé d'abord à l'étranger, car ce sont les chirurgiens et les dentistes de Genève qui l'ont employé les premiers comme anesthésique local. Nous citerons parmi eux A. Reverdin et Vuillet, Kummer et Wisard de Genève, Schulmann de Bellegarde, etc.

Parmi les autres auteurs ayant utilisé les propriétés anesthésiques du chlorure d'éthyle, on peut signaler Rougier[1], Meng et Dubois[2], Henrich[3], Fer-

1. *Bulletin du dispensaire de Lyon*, octobre 1890, n° 10, p. 214.
2. *Société d'odontologie de Paris*, séance du 3 décembre 1890.
3. « *Zähnärtzliches* » *Wochenblatt*, n° 187, 24 janvier 1891.

rand[1], Grandclément[2], Scheller[3], Redard[4], Mont-fort[5], etc.

Nous-mêmes, pendant les années 1891, 1892 et 1893, nous avons pu apprécier dans les salles et à la consultation chirurgicale de l'hôpital Bichat les services que le chlorure d'éthyle était suscep-tible de rendre dans les opérations demandant une anesthésie de courte durée.

Enfin Marcel Baudouin a consacré un assez long article à ce produit[6] : on y trouve le mode de pré-paration du chlorure d'éthyle qui a été tout d'abord fabriqué à Lyon par P. Monnet et qui dérive de l'alcool de vin.

Dans une chaudière autoclave en fer forgé ou acier bien émaillé, de 200 litres de capacité, munie d'un manomètre, d'un thermomètre et d'un robinet de dégagement, on introduit :

Alcool pur à 92 degrés centésimaux.   53 kilogrammes.
Acide chlorhydrique du commerce
   à 220 degrés Beaumé.......... 110   —

L'autoclave étant hermétiquement clos, on chauffe le mélange pendant deux heures à 125 degrés centigrades : la pression dans l'autoclave monte à 3 atmosphères. Après avoir laissé refroidir jusqu'à

<hr>

1. *Lyon médical*, 15 février 1891, p. 235.
2. *Ibid.*, 22 mars 1891, p. 408.
3. *Gazette médicale de Varsovie*, 4 avril 1891, n° 14.
4. *Congrès français de chirurgie*, 5ᵉ session, Paris, 1891, et tirage à part.
5. *Gazette hebdomadaire de médecine et de chirurgie*, Paris, 2 mai 1891, n° 18, p. 210.
6. *Progrès médical*, Paris, 25 mars 1892, n° 10, p. 175-177.

60 degrés environ, on ouvre le robinet de dégagement, qui par un tube de cuivre met en communication l'autoclave avec un réfrigérant, dont le
serpentin est entouré de glace et de sel pilé : le
chlorure d'éthyle distille rapidement. Pour l'avoir
complètement pur, il est rectifié à nouveau par de
l'eau légèrement alcaline et immédiatement enfermé
dans des vases clos. Il est ensuite divisé par por-
tions de 10 grammes dans les ampoules destinées à
l'anesthésie locale (Redard).

On peut aussi le préparer indirectement par un
mélange d'alcool, d'acide sulfurique (une partie
de chacun) et de sel marin (deux parties).

Mode d'emploi. — Les tubes en verre contenant
le chlorure d'éthyle (fig. 5) sont terminés par un

Fig. 5. — Tube contenant le chlorure d'éthyle.

bec effilé fermé à la lampe et ils renferment
environ 10 grammes de chlorure d'éthyle.

Pour s'en servir, on brise le bec du tube avec une
pince ou avec les doigts, au point le plus étranglé
marqué d'un trait de lime ; on renverse le tube et
le chlorure s'échappe en mince jet ; c'est la chaleur
de la main qui réduit le chlorure d'éthyle en
vapeurs et détermine le jet du liquide. En cas de
besoin, le jet peut être arrêté en posant le doigt sur
l'ouverture, ou en faisant passer le tube de la position inclinée à la position verticale.

Le tube contenant le chlorure d'éthyle doit être placé à une distance de 15 à 20 centimètres de la partie à anesthésier; de cette façon l'insensibilisation ce fait plus rapidement.

Lorsque le contenu du tube n'a pas été entièrement employé, on peut le refermer avec de la cire ou un capuchon de caoutchouc, et le conserver dans une position verticale, de préférence dans l'eau froide, pour éviter l'évaporation.

Au lieu de tubes, le docteur Bengué a imaginé des ampoules (fig. 6) se terminant à une de leurs

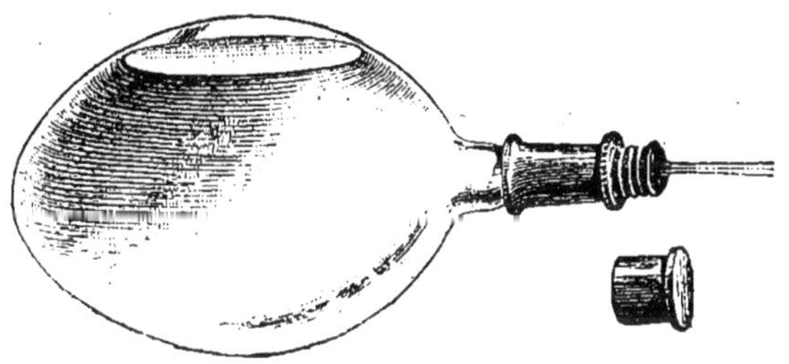

FIG. 6. — Ampoule au chlorure d'éthyle.

extrémités par une douille de cuivre présentant un pas de vis. On ferme l'ampoule au moyen d'un bouchon de cuivre également à vis, garni de caoutchouc, venant se fixer sur cette douille et de cette façon on peut conserver longtemps le chloréthyle sans qu'il s'évapore et surtout utiliser la même ampoule pour plusieurs petites opérations.

Le mode d'emploi de ces ampoules est le même que celui des tubes; elles ne diffèrent donc de ceux-ci que par leur mode d'occlusion et leur contenance plus grande.

Pour arriver à une anesthésie suffisante, il faut

continuer la pulvérisation pendant trois à quatre minutes ; cinq minutes sont quelquefois nécessaires. Suivant le conseil de Redard, on peut, chez les personnes dont l'épiderme est sensible, placer de la vaseline sur la peau avant de pratiquer la pulvérisation.

La surface sur laquelle on projette le liquide anesthésique devient rose, puis rouge intense, et enfin blanche, parcheminée. La coloration blanche est un signe sûr de l'insensibilité ; mais elle ne se produit pas toujours, et, malgré son absence, l'anesthésie peut être presque complète. Le malade n'éprouve qu'une sensation vague de toucher : ce qui tendrait à prouver que le sens du tact est conservé (Wagner) (?). Lors de l'anesthésie et au moment où la partie blanchit, nous avons constaté une série de picotements, comme si de fines aiguilles pénétraient dans la peau.

« L'emploi du chlorure d'éthyle n'est désagréable qu'au moment de la congélation du derme.

« La théorie de cette anesthésie est facile à comprendre. L'évaporation très rapide du chlorure d'éthyle absorbe la chaleur de la peau ou de la muqueuse ; d'où des troubles dans la circulation des parties refroidies et des modifications du côté des extrémités nerveuses[1]. »

Comme l'éther et le chlorure de méthyle, le chlorure d'éthyle peut être utilisé pour les opérations pratiquées sur les membres : ouvertures de panaris, d'abcès, de phlegmons ; résections ou désarticulations des doigts ou des orteils. Il peut

----

1. Marcel Baudouin, *loc. cit.*

encore être employé pour les ablations ganglionnaires du cou, pour les ablations de kystes sébacés de la face, de lipomes, de loupes du cuir chevelu, pour les excisions d'épulis, pour les opérations d'ongles incarnés, pour les ponctions aspiratrices.

On l'a aussi utilisé pour les extractions dentaires; dans ces cas, on s'est servi avec avantage de tubes recourbés dont le jet peut être plus facilement dirigé sur les gencives.

Le chlorure d'éthyle paraît devoir supplanter tout à fait les agents anesthésiques précédemment énumérés. Dans tous les cas où nous l'avons employé, nous n'avons eu qu'à nous louer de la facilité de l'utiliser et de sa rapidité d'action.

<h2 style="text-align:center">E. — Coryl.</h2>

Nous savons que le chlorure de méthyle bout à — 22 degrés, tandis que le chlorure d'éthyle bout à + 10. Ce grand écart indique donc bien la sphère d'action de chacun de ces produits et leur rôle distinctif. Celui du chlorure d'éthyle est limité, car l'anesthésie est moins prononcée que celle donnée par le chlorure de méthyle. Aussi G. Joubert a-t-il eu l'idée de modifier le chlorure d'éthyle par une méthylation qui amène son point d'ébullition à zéro et lui fournit une plus grande efficacité, sans toutefois lui donner un effet révulsif trop énergique. C'est le produit ainsi modifié qui a reçu le nom de *coryl*.

Le *coryleur* est l'appareil qui sert à appliquer le coryl : c'est un petit tube nickelé (fig. 7), très

maniable, élégant, muni d'un robinet de préci-
sion qui permet de régler à volonté l'émission du
produit. Il a plusieurs avantages ; il permet, grâce
à son robinet, de n'employer que juste la quantité
de coryl strictement nécessaire à l'opération et de
conserver le reste pour les
opérations suivantes ; il
contient une provision de
100 grammes, suffisante
pour un grand nombre
d'applications et qui est
renouvelée aussi souvent
qu'on le désire, par un
remplissage qui se fait
à domicile.

C'est surtout pour ob-
tenir une anesthésie lo-
cale, dans le genre de
celle que l'on provoque
avec des injections hypo-
dermiques de chlorhy-
drate de cocaïne ou avec

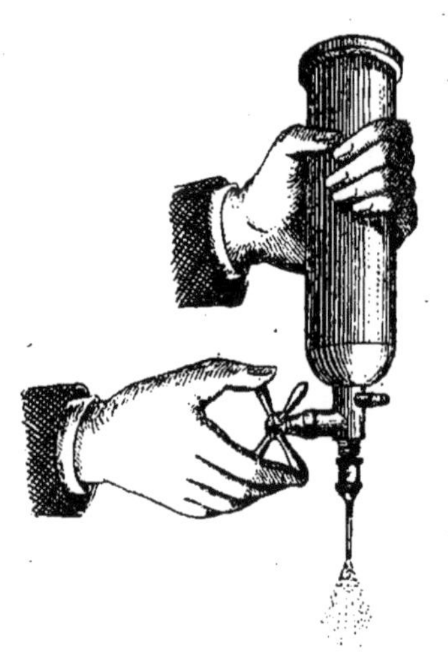

Fig. 7. — Coryleur. Mode de
fonctionnement de l'appareil.

les pulvérisations d'éther de l'appareil Richardson,
que l'on met à contribution le coryl.

On arrive ainsi à diminuer la sensibilité de la
région à opérer, de façon à permettre à l'opérateur
d'intervenir rapidement et sans douleur pour le
malade.

Le coryleur est d'un emploi simple et pratique.

En tenant le tube fixé dans la paume de la
main et incliné de haut en bas, on ouvre son
robinet à volonté. Le coryl sort alors en un petit
jet qui vient se pulvériser à la surface de la région

malade, en produisant immédiatement une réfrigération sensible. Quinze secondes suffisent pour obtenir une anesthésie locale suffisante pour faire sans douleur une incision superficielle.

Pour les anesthésies dentaires, il suffit de visser à l'extrémité du coryleur soit une aiguille pulvérisatrice suffisamment longue, droite ou recourbée, soit une pièce métallique pouvant, grâce à sa forme en fer à cheval, diriger en même temps deux jets sur la gencive de la dent à extraire.

Le coryl a été utilisé à Louvain, et c'est J. Dandois, le premier, qui a signalé ses propriétés et qui a fourni des renseignements sur sa composition chimique et son mode d'emploi[1]. Martin a ensuite donné les résultats qu'il a obtenus avec ce produit dans la *Presse médicale belge* du 11 décembre 1892. En France, d'Argent l'a employé à l'École dentaire en janvier 1893 et E. Sauvez, dans sa thèse inaugurale[2], lui a consacré une étude importante.

Pour l'anesthésie des tissus profonds sous-cutanés ou sous-muqueux, J. Dandois a conseillé de combiner les injections hypodermiques de cocaïne avec l'emploi du coryl. C'est le procédé que nous avons mis le plus souvent en usage.

---

1. J. Dandois, *Études sur l'anesthésie locale* (*Revue médicale*, publiée par E. Hubert, G. Verriest, E. Venneman, L. Dandois et J. Denys, professeurs à la Faculté de médecine de l'Université catholique de Louvain, 25 septembre et 25 octobre 1892, p. 193-231).

2. E. Sauvez, *Des meilleurs moyens d'anesthésie à employer en art dentaire*, thèse de Paris, 1893, n° 382.

Anesthyle. — Le docteur Bengué a mélangé aussi le chlorure d'éthyle au chlorure de méthyle dans la proportion d'une partie de chlorure de méthyle pour cinq parties de chlorure d'éthyle. Il a donné à ce mélange le nom d'*anesthyle*.

Son appareil pulvérisateur en cuivre nickelé contenant 120 gr. du produit (fig. 8) est très facilement transportable et donne une fine vapeur produisant très rapidement l'anesthésie[1]. Cette fine vapeur est obtenue au moyen d'une douille métallique particulière se vissant à l'extrémité du réservoir, douille percée d'un orifice capillaire. Le mode de fermeture est absolument semblable à celui des ampoules contenant le chlorure d'éthyle, et le mode opératoire tout à fait identique.

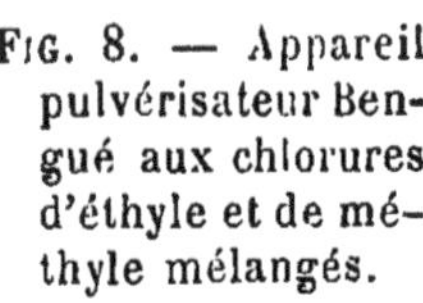

Fig. 8. — Appareil pulvérisateur Bengué aux chlorures d'éthyle et de méthyle mélangés.

Le coryl et l'anesthyle ont l'immense avantage d'amener une réfrigération très rapide sans être toutefois trop intense, de ne pas produire d'escarre sur les tissus, et de localiser l'action du refroidissement d'une façon précise.

Nous pensons que leur emploi se généralisera et qu'on s'en servira pour tous les cas où l'on avait recours au chlorure d'éthyle, vu les qualités que

1. Bengué (communication orale).

nous venons d'énumérer, et aussi à cause de la plus grande quantité de liquide contenue dans les appareils, de la solidité plus forte de ceux-ci, et enfin à cause du prix de revient moins élevé.

F. — *Bromure d'éthyle.*

Nous étudierons plus loin le bromure d'éthyle, surtout au point de vue de ses propriétés anesthésiques générales (voy. p. 154).

Comme anesthésique local, il peut être aussi employé à la façon de l'éther, car il bout à 41 degrés; il suffira donc de le placer dans l'appareil vaporisateur de Richardson.

Ainsi pulvérisé, pendant trois minutes en moyenne, il produira une grande réfrigération de la peau. L'extrémité du pulvérisateur doit être maintenue à 10 centimètres au maximum de la surface opératoire pour agir le plus efficacement. La peau, ainsi que les tissus sous-jacents deviendront insensibles; mais cette insensibilité est de courte durée; il faut donc se presser d'opérer.

Comme avantages, le bromure d'éthyle ne s'enflamme pas; il peut, par conséquent, être employé près d'une lampe, d'un thermo ou d'un galvanocautère. De plus il n'irrite pas les bronches et n'incommode, par conséquent, ni les malades, ni les aides, ni le chirurgien.

Le bromure d'éthyle a été employé par O. Terrillon, en 1880, dans son service de l'hôpital de Lourcine, puis par Ch. Périer et Ch. Monod. Il a fourni le sujet d'une thèse inaugurale soutenue à Paris par Dominique Tourreil[1]; d'après cet auteur, si l'on compare le bromure d'éthyle à l'éther, l'avantage reviendrait à ce premier agent pour la rapidité de l'action et l'économie du liquide.

G. — *Acide carbonique liquide.*

Application d'un tube métallique renfermant de l'acide carbonique liquide. — Le docteur Wiesendenberg a décrit[2] un procédé d'anesthésie locale par le froid dont la particularité consiste en ce que l'agent réfrigérant n'est pas en contact avec le point que l'on veut anesthésier. Ce point est touché par un tube métallique renfermant de l'acide carbonique liquide.

Le premier phénomène obtenu est une anémie du tissu cellulaire accompagnée d'une légère sensation de brûlure et bientôt suivie d'une anesthésie qui dure d'une à deux minutes et disparaît sans laisser de traces. Comme on peut donner diverses formes à l'instrument, il est évident qu'on peut s'en servir dans différentes régions où son application est délicate, et aussi dans différents buts.

Ajoutons qu'en se servant du froid comme caustique, le chirurgien a l'avantage de produire en même temps l'anesthésie.

Quand on applique le froid dans une cavité comme la bouche, il faut commencer par dessécher soigneusement le point sur lequel l'applica-

1. D. Tourreil, *De l'emploi du bromure d'éthyle pour l'anesthésie locale*, th. de Paris, 1880, n° 204.
2. *The Lancet*, London, 1ᵉʳ août 1891, vol. II, p. 246.

tion doit être faite, autrement les tissus adhére-
raient à l'instrument.

Kummel a appliqué ce procédé à l'hôpital
Sainte-Marie, à Hambourg, et une incision, longue
de 12 centimètres, put être faite sans que le malade le sentît.

Notons qu'au lieu d'acide carbonique on peut
prendre un gaz quelconque qui se liquéfie.

H. — *Acide carbonique solidifié.*

Pour obtenir l'acide carbonique à l'état solide,
on fait arriver un jet d'acide carbonique liquide
dans une boîte métallique à parois très minces ou
dans un petit sac de laine. Une grande partie de
l'acide se volatilise en enlevant la chaleur néces
saire à son changement d'état, aux parois du vase
ou du sac et à la portion de l'acide restée liquide;
la température s'abaisse peu à peu, quand elle
est descendue jusqu'à — 70 degrés, l'acide carbonique restant se solidifie et prend la forme d'une
neige blanche floconneuse.

L'acide carbonique solide, étant très mauvais
conducteur de la chaleur, peut conserver, au contact de l'air, cette forme neigeuse pendant assez
longtemps ; un thermomètre à air enveloppé de
cette neige descend à — 78 degrés [1].

En plaçant cette neige dans un moule conique,
et en la comprimant à coups de marteau, on a un

1. Lutz, *Dictionnaire encyclopédique des sciences médicales*,
Paris, 1871, t. XII, p. 326.

bâtonnet d'acide carbonique solide pouvant se conserver pendant plusieurs heures. Il suffit de placer légèrement ce bâtonnet d'acide carbonique sur la peau pour obtenir l'anesthésie de celle-ci.

Robert Wiesendanger [1] a beaucoup prôné ce procédé, qui a été aussi employé en Allemagne par Kummel.

I. — *Éther et acide carbonique solide.*

Si l'on mélange de l'éther avec l'acide carbonique solide [2], on obtient une espèce de pâte qui est plus conductrice que l'acide seul, et qui constitue un mélange réfrigérant extrêmement énergique, car il produit un refroidissement de — 90 degrés.

On conçoit que si l'on se sert de ce mélange, il faut se borner à effleurer la surface cutanée que l'on désire anesthésier, pour ne pas la désorganiser complètement comme elle le serait par une brûlure intense.

3° Narcotiques.

La *narcotisation* est un procédé qui consiste à mettre les narcotiques en contact avec les tissus sur lesquels doit porter l'instrument vulnérant :

1. Robert Wiesendanger, *Die Verwendung der flüssigen Kohlensäure zur Erzeugung localer Anästhesie (Journ. f. Zahnheilk.*, n° 21, 1891, und *Wiener medizinische Presse*, Wien, 14 juin 1891, n° 24, p. 960).
2. Lutz, *loc. cit.*

c'est ainsi qu'on a utilisé la belladone et l'opium. On les a appliqués soit sur la peau, soit sur les muqueuses.

Sur la peau, les résultats obtenus ont été insignifiants, surtout en expérimentant avec des substances liquides. La physiologie nous apprend, en effet, que la structure de l'épiderme est très peu favorable à la pénétration des liquides déposés à sa surface ; et l'on se demande comment un tel passage pourrait se faire à travers ces couches cornées enduites de matières grasses[1]. Aussi ne peut-on arriver à produire artificiellement quelque absorption que par des détours : on emploie alors comme véhicule des substances oléagineuses (pommades), qui se mêlent facilement aux corps gras de l'épiderme. Mais cette absorption cutanée reste insignifiante, et elle ne peut être activée que dans les cas où on altère la peau par des actions mécaniques, par le frottement, comme dans les applications de teintures alcooliques, de pommades rances, etc.[2].

Un autre procédé consiste à enlever la couche épidermique au moyen d'un vésicatoire, afin de faire absorber par la surface dermique les substances médicamenteuses destinées à produire l'anesthésie : c'est la méthode *endermique*. Elle est utilisée par les médecins lorsqu'ils veulent anesthésier, par exemple, une région douloureuse, et qu'ils glissent de la morphine ou de la cocaïne à travers l'ouverture qu'ils ont faite à la partie la

---

1. Kuss et Mathias Duval, *Cours de physiologie*, 4ᵉ édit., Paris, 1879, p. 537.
2. Kuss et Duval, *loc. cit.*, p. 536 et 537.

plus déclive de la phlyctène produite par un vésicatoire.

Tel est certainement le meilleur moyen de produire une anesthésie cutanée localisée; mais son
application à la chirurgie courante est loin d'être
pratique, à cause de la lenteur de son effet.

Quant aux muqueuses, leur pouvoir d'absorption est suffisamment démontré au moins pour
quelques-unes d'entre elles, après les recherches
auxquelles les physiologistes se sont livrés. C'est
ainsi que la muqueuse des amygdales, du pharynx
et du larynx peut être facilement anesthésiée par
des badigeonnages de chlorhydrate de cocaïne; il
en est de même des muqueuses des lèvres, du nez,
du conduit auditif et surtout pour la membrane
conjonctivale et la cornée.

La muqueuse gingivale est plus rebelle à l'anesthésie; l'éther et le chlorure d'éthyle modifient à
peine sa sensibilité; dans les cas d'ablation des
dents on aura surtout recours aux injections intra-
gingivales de chlorhydrate de cocaïne pratiquées
avec la seringue de Pravaz. La dose à employer ne
dépassera pas 3 centigrammes.

Pour l'urètre et la vessie, l'anesthésie peut être
aussi obtenue dans une certaine mesure soit au
moyen de la morphine, de l'opium, du chloral, de
la belladone en injections; soit au moyen du
chlorhydrate de cocaïne utilisé de la même façon;
mais il faut se souvenir que ces substances sont
toxiques, on ne doit donc les manier qu'à doses
infinitésimales.

En obstétrique, c'est à l'opium et à ses dérivés
(morphine, laudanum, etc.) que l'on a recours

contre les menaces d'avortement et les douleurs (tranchées) qui se montrent après la délivrance. C'est ainsi que des lavements contenant quelques gouttes de laudanum et des piqûres de chlorhydrate de morphine, non seulement anesthésient, mais encore arrêtent les contractions de l'utérus.

4° Acide carbonique.

α. Acide carbonique gazeux. — *L'acide carbonique* à l'état gazeux a été préconisé comme agent anesthésique local.

Ce gaz était déjà employé depuis de longues années avec des succès variés, lorsque Follin institua une série d'expériences à l'effet de déterminer la valeur de cet agent. Il l'utilisa contre les douleurs provoquées par des ulcères, des cancroïdes siégeant surtout sur le col utérin ; il constata que cet acide avait la propriété de calmer les souffrances et de modifier avantageusement les surfaces ulcérées.

Ce moyen, qui eut alors un grand retentissement, a donné des résultats très inconstants : si certaines malades affectées de cancer de l'utérus ont été soulagées, d'autres, au contraire, n'ont obtenu aucun bénéfice de cette application et nous avons observé une malade dans ce cas.

L'acide carbonique dirigé sur les autres parties de l'organisme a aussi donné des résultats contradictoires. On a remarqué, en effet, que ce gaz agissait beaucoup mieux lorsque la surface mise en contact avec lui était ulcérée ; que l'action était bien moins prononcée quand le gaz était mis en rapport avec une membrane muqueuse ; et qu'enfin il ne se produisait rien, lorsque le courant gazeux était projeté sur les téguments recouverts de leur épiderme.

Il n'est donc pas surprenant que les effets aient été si différents, même pour les affections utérines ; les résultats devant, d'après les principes exposés plus haut, être en rapport avec l'état du col utérin.

Pour administrer les douches d'acide carbonique, Follin se servait d'un flacon à trois tubulures, muni de tubes disposés comme dans les laboratoires de chimie pour la préparation des gaz : un tube conducteur de gaz, un tube de sûreté, un troisième tube pour conduire l'acide chlorhydrique destiné à décomposer le carbonate calcaire. Les douches ont généralement une durée de deux à trois minutes.

L'anesthésie carbonique locale a été remise en honneur par Brown-Séquard. Cet auteur a pu rendre insensibles les premières voies digestives et aériennes en dirigeant sur elles un jet assez rapide d'acide carbonique. Cet effet anesthésique du courant gazeux sur la muqueuse de la gorge et du larynx a donné l'idée à des médecins auristes d'essayer le même procédé sur le canal auditif et sur le tympan. Gellé[1] a réussi à calmer les douleurs excessives de l'otalgie en projetant rapidement sur le méat et dans le conduit auditif

1. Gellé, *Anesthésie du conduit auditif et du tympan, au moyen d'un jet de gaz acide carbonique* (*Société de biologie*, 26 avril 1884, p. 278-279).

environ 1 ou 2 litres d'acide carbonique gazeux.

On a essayé de mélanger l'acide carbonique à d'autres vapeurs anesthésiques. Fordos a fait passer un courant de ce gaz sur une éponge imbibée de chloroforme; et il a pu, après une douche d'une

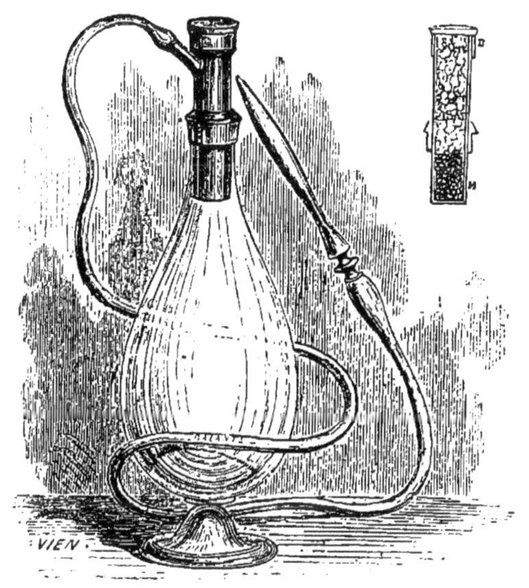

FIG. 9. — Appareil de Fordos.

minute, faire cesser des douleurs très vives pendant trente-six heures.

Quoi qu'il en soit, l'acide carbonique ne saurait être que très exceptionnellement utilisé comme anesthésique, dans le sens que nous donnons ici à ce mot, c'est-à-dire pour empêcher la douleur dans les opérations chirurgicales.

β. *Acide carbonique en solution sous pression.* — Pour utiliser les solutions sous pression de gaz acide carbonique, on s'est servi des siphons d'eau de Seltz artificielle[1].

L'insensibilité à la douleur, l'analgésie, a été obtenue par la projection à 10 centimètres du contenu de deux à trois siphons d'eau de Seltz sur la région limitée de la peau, sur laquelle on voulait faire porter l'instrument tranchant, et cette anesthésie partielle a persisté pendant quatre à cinq minutes; mais elle est allée peu à peu en s'atténuant, de sorte que l'on a été obligé d'avoir recours à de nouvelles irrigations.

Il faut donc réserver ce mode d'anesthésie, sur lequel d'ailleurs nous n'insisterons pas, exclusivement pour les membres; l'irrigation ainsi faite serait incommode, dans les cas d'affections du cou, du tronc et de la racine des membres.

L'insensibilité cutanée obtenue serait suffisante pour effectuer de petites opérations chirurgicales dont la durée n'excède pas dix minutes à un quart d'heure.

5° Sulfure de carbone.

Le sulfure de carbone, qui avait été expérimenté par Simpson comme agent d'anesthésie générale, puis abandonné à cause de son pouvoir stupéfiant trop énergique, de ses effets spéciaux et persistants sur les organes génitaux et de son odeur désagréable, a été utilisé comme anesthésique local par Delcominète de Nancy.

1. J. Voituriez, *Nouveau procédé d'anesthésie locale* (*Journ. des sciences médic. de Lille*, 12° année, t. I, 1889, p. 52-56).

Maurice Perrin conseilla de le substituer à l'éther dans l'appareil de Richardson déjà décrit (voy. p. 15 et 16).

Dans tous les cas, l'anesthésie produite fut très prompte, complète et suffisamment durable. D'après Maurice Perrin[1], c'est par la réfrigération que, selon toute apparence, l'insensibilité est provoquée; car, dans des conditions identiques, le sulfure de carbone produirait un abaissement de température beaucoup plus considérable que l'éther. Contrairement à ce que l'on observe avec les mélanges réfrigérants, les tissus frappés d'insensibilité seraient plutôt congestionnés qu'anémiés. De plus, l'évaporation du sulfure de carbone occasionnerait une cuisson assez vive d'une durée de quelques minutes, avant de produire l'insensibilité.

Le sulfure de carbone a été jusqu'à présent fort peu employé comme anesthésique local; il est donc difficile de formuler une opinion sur sa valeur.

6° Acide phénique.

Bell, Squibb, Andrew H. Smith ont préconisé l'anesthésie locale à l'aide d'une solution d'*acide phénique* à 85 pour 100.

À l'aide d'un pinceau on badigeonne la peau avec cette solution, et il se produit une sensation de brûlure durant environ une minute. Bientôt les téguments se plissent, se tuméfient et deviennent

1. M. Perrin, *loc. cit.*, p. 486.

absolument insensibles; on peut alors les inciser sans que le malade s'en aperçoive[1].

Ce procédé nous a paru défectueux toutes les fois que nous l'avons expérimenté.

7° Électricité.

On a imaginé de faire traverser les tissus par un courant électrique, afin de prévenir la douleur que provoque l'extraction des dents ou l'ouverture des abcès.

Les premières expériences faites en Amérique eurent chez nous un grand retentissement, et une série considérable d'expérimentations fut instituée dans les hôpitaux de Paris par Magitot. Mais les effets anesthésiques furent loin d'être constants. Il en fut de même des opérations pratiquées par Velpeau, par A. Nélaton, par Robert et par Morel-Lavallée.

Les dentistes anglais n'eurent pas non plus à se louer de l'anesthésie électrique. Aussi, dans une séance du Collège des dentistes de Londres, fut-il proposé de la repousser de la pratique, en déclarant, sur la proposition du président Matheus, « que le galvanisme agit en produisant une diversion à la douleur, mais non une véritable insensibilité[2] ».

Avec les auteurs que nous venons de citer, nous sommes autorisés à conclure que le courant élec-

---

1. *Med. Times and Gaz.*, vol. II, p. 128, London, 1872.
2. *Electricity as an anœsthetic* (*Med. Times and Gaz.*, 16 octobre 1858, Lond., vol. XXXVIII, p. 412).

trique ne saurait être considéré comme un véritable agent anesthésique local.

8° Narcotisme voltaïque.

Ce fut Richardson qui tenta d'utiliser l'électricité à un autre point de vue, pour obtenir l'anesthésie locale.

Espérant que l'action d'un courant électrique faciliterait la pénétration dans les tissus des substances narcotiques, il imagina un procédé mixte auquel il donna le nom de *narcotisme voltaïque*. Des expériences furent faites à l'École de médecine de Grosvenor place; toutes furent concluantes, et chez les animaux, et chez l'homme, mais il fallut une heure pour obtenir un résultat[1]. Le mélange dont se servait Richardson était le suivant :

Teinture d'aconit............	90 grammes.
Extrait d'aconit.............	1 —
Chloroforme.................	12 —

Nous pouvons dire d'ailleurs qu'on a employé à tour de rôle tous les narcotiques.

Récemment ce procédé a été repris par Harries[2], qui s'est basé sur le « transport » s'opérant du pôle

---

1. M. Perrin et L. Lallemand, *Traité d'anesthésie chirurg.*, Paris, 1863, p. 661-662.

2. A. Harries, *Nouveau procédé d'anesthésie par l'emploi de la cocaïne et de l'électricité* (*The Lancet*, vol. II, p. 869, Lond., 25 octobre 1890).

positif au pôle négatif dans un courant continu.

En formant l'électrode positive par un tampon recouvert de flanelle, bien imbibée de la solution de cocaïne à 10 pour 100, le passage du courant détermine l'absorption de la cocaïne. Harries a employé un courant de 25 milliampères, qu'il maintenait pendant quarante minutes sans jamais avoir observé d'accident d'intoxication.

Ad. Barth de Berlin a recommandé cette méthode d'anesthésie pour les petites opérations chirurgicales : en faisant passer le courant pendant quinze à vingt minutes, la sensibilité a dans quelques cas totalement disparu ; d'autres fois elle a été notablement diminuée [1]. C'est à la cocaïne qu'on a eu recours dans la plupart des cas.

9° Eau stérilisée en injections hypodermiques.

Le professeur Potain, frappé de l'effet topique et immédiat des injections hypodermiques de chlorhydrate de morphine, effet que n'expliquait pas à elle seule l'absorption généralisée du médicament, entreprit en 1869, dans son service à l'hôpital Necker, une série d'expériences comparatives, dans lesquelles il employait, d'une part, une solution de chlorhydrate de morphine, et, de l'autre, l'eau pure à la température ordinaire [2].

Ces injections sous-cutanées d'eau produisirent

1. Ad. Barth, *Local anœsthesia* (*The Pittsburgh medical Review*, vol. III, n° 7, juillet 1889, p. 228).

2. Michel Hékimian, *Des injections hypodermiques d'eau pure*, thèse de Paris, 1872, p. 1.

la cessation de la douleur ; le fait fut confirmé par les expériences du professeur Dieulafoy et, en 1870,

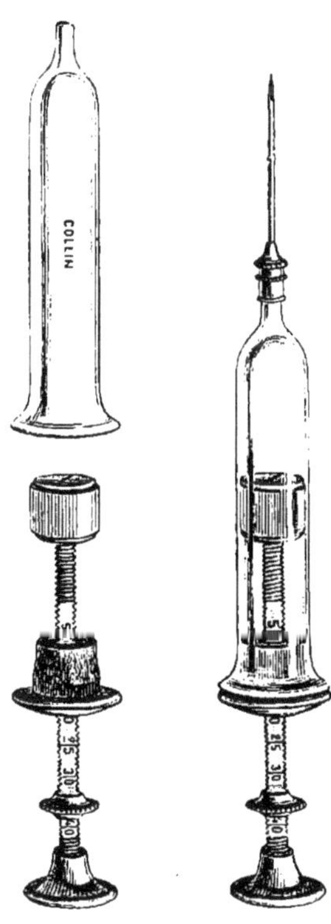

Fig. 10. — Seringue stérilisable de Roux pour injections hypodermiques.

J. Pasquet-Labroue, après avoir recueilli des observations concluantes, en fit l'objet de sa thèse inaugurale [1].

De là à appliquer ce procédé à la chirurgie pour éviter la douleur produite par le bistouri il n'y avait qu'un pas, et l'on s'explique que l'on ait eu maintes fois recours à cette méthode.

Voici comment on procédera quand on voudra développer une anesthésie locale sur une surface opératoire donnée.

Après la désinfection de la peau, et une stérilisation absolue de la seringue de Pravaz, ou mieux de Roux (fig. 10), de Strauss, de Malassez, de Félizet, du professeur Debove (fig. 11), on aspirera de l'eau filtrée bouillie dans l'une de ces seringues, et l'on injectera l'eau dans les tissus [2]. Pour supprimer la douleur produite par la piqûre, on pourra concurremment

<hr>

1. J. Pasquet-Labroue, *Des injections sous-cutanées hydriques*, thèse de Paris, n° 85, 1870.

2. Pour la description de ces seringues, voy. A. Jamain, F. Terrier et M. Péraire, *Manuel de petite chirurgie*, Paris, 1893, 7ᵉ édit., p. 636-640.

avec l'injection user d'une vaporisation au chlorure d'éthyle sur la surface cutanée.

A mesure que l'eau s'introduira sous l'épiderme

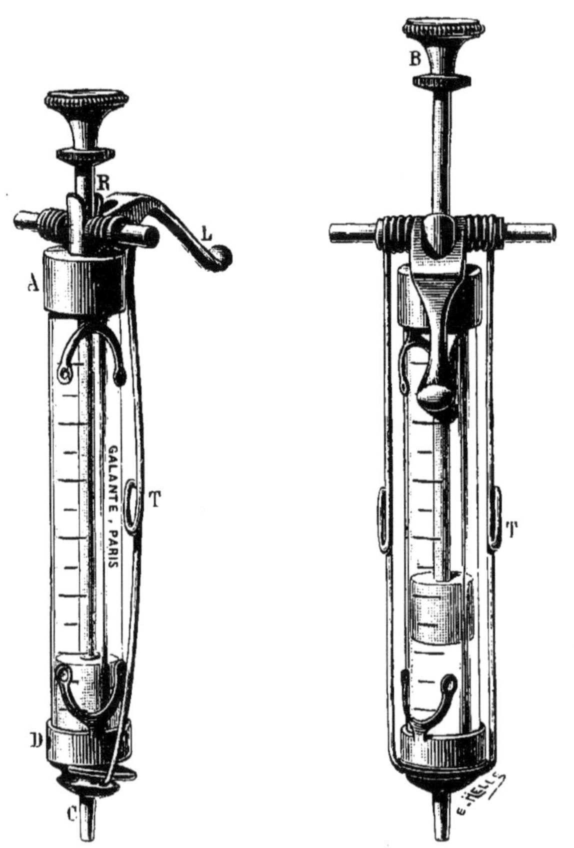

FIG. 11. — Seringue stérilisable du professeur Debove.

ou dans le tissu cellulaire sous-cutané, on verra se former une saillie qui disparaîtra rapidement. Cette saillie sera plus prononcée quand l'injection sera faite dans l'épaisseur du derme, et le doigt qui mettra en mouvement le piston de la seringue sentira une résistance assez grande. Dans le tissu cellulaire, au contraire, cette résistance au doigt sera moindre, et la saillie ou nodosité bien moins prononcée.

Schleich[1] a obtenu de bons résultats par l'emploi simultané des pulvérisations d'éther et d'essence de pétrole sur la peau (voy. p. 21) et des injections intra-dermiques d'eau distillée ou d'eau pure stérilisée.

10° Antipyrine.

L'antipyrine ou analgésine, découverte par Knorr en 1882, est un corps soluble dans l'eau en toutes proportions.

Dès 1884, Alexandre l'avait utilisée pour calmer les douleurs aiguës du rhumatisme articulaire; Khomiakoff, Luvoff, White et Spirmont l'ont employée au traitement de la migraine ; mais c'est surtout aux recherches du professeur G. Sée que nous devons la connaissance et la généralisation de l'antipyrine comme calmant de la douleur. C'est en diminuant le pouvoir réflexe de la moelle épinière que ce médicament, ainsi qu'il ressort des expériences de G. Sée et de Chouppe, amènerait l'analgésie[2].

L'antipyrine a été expérimentée en injections sous-cutanées au moyen des seringues précédemment énumérées. Chez l'animal, G. Sée a démon-

1. Schleich, *loc. cit.*
2. G. Dujardin-Beaumetz, *Leçons de clinique thérapeutique,* 6° édit., Paris, 1891, t. III, p. 86.

tré qu'il y avait une diminution très notable de la sensibilité, et même une véritable analgésie dans le membre qui a reçu une injection d'antipyrine, parfois même dans le membre opposé.

La solution à employer chez l'homme est la suivante :

> Antipyrine................. 5 grammes.
> Eau..................... 10   —

Mais ces injections sont douloureuses et irritantes, c'est pourquoi on a conseillé d'introduire dans les solutions une certaine proportion de chlorhydrate de cocaïne : de 10 à 20 milligrammes par injection.

Pour obtenir une anesthésie locale, on pourra faire, au moyen d'une des seringues stérilisables, d'une à trois injections sous-cutanées de la solution suivante :

> Poudre d'antipyrine... 2 gr.
> Chlorhydr. de cocaïne 4 cgr.
> Eau filtrée bouillie... 4 gr.

Chaque seringue contiendra 50 centigrammes d'antipyrine et 1 centigramme de chlorhydrate de cocaïne.

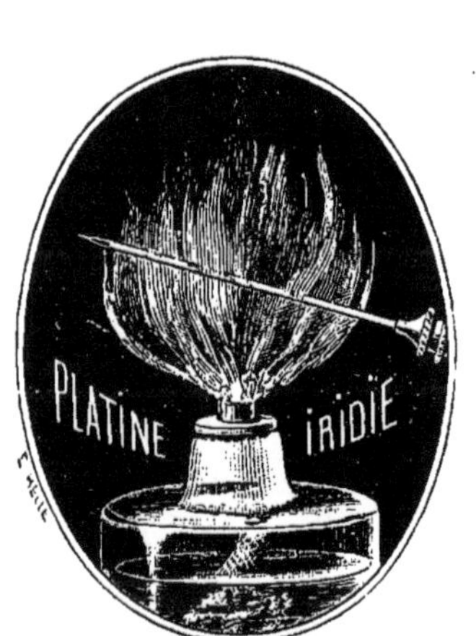

Fig. 12. — Aiguille de Debove en platine iridié.

Pour toutes les injections hypodermiques que l'on fera, quelle que soit la solution employée, on utilisera avec avantage les aiguilles en platine iridié du professeur Debove. Elles ont l'avantage d'être faciles à stériliser par la chaleur et de ne pas se rouiller (fig. 12).

Stuver[1] a recommandé pour l'anesthésie locale, dans les petites opérations pratiquées sur les muqueuses, les badigeonnages avec une solution de cocaïne et d'antipyrine (5 à 10 pour 100 de chacune de ces substances). Il déclare que ce mélange est de beaucoup supérieur à la cocaïne ou à l'antipyrine employées isolément.

11° Caféine.

La caféine a été utilisée comme anesthésique local ; c'est ainsi qu'en 1885 le professeur Terrier l'a expérimentée pour insensibiliser la cornée. Il a reconnu que ce produit, voisin au point de vue chimique du chlorhydrate de cocaïne, agissait avec une intensité bien moindre que cette substance[2].

La solution doit être à 2 pour 100 pour les injections hypodermiques.

D'après C. L. Schleich, on peut combiner cette substance à la cocaïne, en commençant, par exemple, à injecter dans les tissus 4 centigrammes de cocaïne et en continuant ensuite avec la solution de caféine[3].

1. Stuver, *Med. News*, Philadelphie, 6 septembre 1890, p. 239.
2. F. Terrier, *Bulletins et mém. de la Soc. de chirurgie*, Paris, 1885, t. XI, p. 226.
3. C. L. Schleich, *Berliner klinische Wochenschrift*, 31 août 1891, n° 35, p. 862-863.

On peut formuler la caféine de la façon suivante :

```
Caféine..........................  2 gr. 50
Benzoate de soude................  2 gr. 95
Eau filtrée bouillie, q. s. pour 10 centimètres cubes.
```

Chaque centimètre cube renferme 0,25 de caféine.

Schleich a trouvé d'autres solutions anesthésiantes : le bromure de potassium à 2 pour 100, le sucre à 3 pour 100. La solution physiologique de chlorure de sodium et celle de sucre à 0,6 pour 100 n'ont aucune action anesthésique.

Gluck et Oppenheimer ont confirmé, par leurs recherches, les observations de Schleich.

12° Cocaïne.

A. CHLORHYDRATE DE COCAÏNE. — Le chlorhydrate de cocaïne se retire des feuilles de coca. « C'est le principe actif de la coca, petit arbrisseau cultivé dans certaines localités des Andes, en Bolivie, au Pérou, dans la Nouvelle-Grenade et dans la République Argentine, où les indigènes l'emploient depuis longtemps, comme nous le thé et le café, pour combattre la fatigue [1]. »

Il faut atteindre la seconde moitié du dix-neuvième siècle pour trouver un premier travail sur les propriétés physiologiques de ces feuilles. Gar-

1. R. Dubois, *L'insensibilisation chirurgicale* (*Revue gén. des sciences pures et appliquées*, Paris, 15 juin 1891, 2° année, n° 11, p. 356).

deke, en 1855, en isola le principe actif, l'érythroxy-line, du mot *erythroxylum*, nom scientifique du cocalier. En 1859, Niemann de Vienne reprit ces recherches au point de vue chimique, et établit la formule exacte du nouvel alcaloïde, nommé par lui *cocaïne*. Dès lors, l'élan fut donné ; Wohler de Gœttingen, Lossen, Pœppig, Humann, Gazeau, Gubler fournirent sur sa composition, sur ses réactions, sur ses caractères physiques et chimiques, des détails précis auxquels on n'a pas eu grand'chose à ajouter. Von Aurep démontra, en 1880, l'action de la cocaïne sur la peau et sur quelques muqueuses.

Mais tous ces travaux restèrent sans application clinique, et ce fut seulement en septembre 1884 que Karl Koller de Vienne[1] communiqua au Congrès de Heidelberg un mémoire prouvant que des instillations de cocaïne sur la muqueuse oculaire analgésiaient la cornée et la conjonctive et permettaient d'y porter l'instrument tranchant sans provoquer de douleur. En France, F. Terrier répéta un des premiers ces expériences, dont il fit part à la Société de chirurgie[2]. Elles furent vérifiées bientôt après par tous les ophtalmologistes, et depuis cette époque les propriétés anesthésiques de cette substance ont été fréquemment utilisées.

On trouvera des indications sur les applications

---

1. Karl Koller, *Ueber die Verwendung des Cocaïn zur Anasthesirung am Auge* (Wien. med. Woch., 25 octobre 1884, p. 1276-1278, n° 44).

2. F. Terrier, *Note sur l'emploi du chlorhydrate de cocaïne dans les opérations qui se pratiquent sur le globe oculaire* (Bulletins et mémoires de la Soc. de chirurgie, Paris, 1884, t. X, p. 825).

multipliées à l'infini de la cocaïne dans la thèse d'Albert Sciaky[1], dans celle de J. Bouchet[2] et dans la thèse d'Auber[3] « Deux traits principaux caractérisent l'action cocaïnique : elle amène une insensibilisation des parties et une anémie très marquée. L'histoire de la cocaïne est presque entièrement contenue dans ces deux termes: action anesthésiante et action vaso-constrictive énergique[4]. »

Mode d'emploi. — Le chlorhydrate de cocaïne, tour à tour vanté et mis à l'index, a été généralement employé en solution dans l'eau, soit pour *badigeonnages*, soit pour *instillations*, soit pour *pulvérisations*.

Pour les badigeonnages sur les muqueuses, on s'est servi des solutions de chlorhydrate de cocaïne à 10 pour 100. C'est ainsi qu'elles ont été utilisées dans les fosses nasales, les conduits auditifs, le pharynx, le larynx ; sur les amygdales, les gencives ; sur le vagin, le col utérin, etc.

Dans ces cas, comme l'a fait remarquer Gouguenheim, il faut vigoureusement *brosser* la surface à anesthésier au moyen de la solution cocaïnée, pour obtenir un résultat satisfaisant, et fréquemment renouveler ce badigeonnage avant d'y porter l'instrument tranchant.

En instillations, c'est surtout dans l'œil que la

1. Albert Sciaky, *De la cocaïne envisagée particulièrement en ophtalmologie.*

2. J. Bouchet, *De la cocaïne en chirurgie,* thèse de Paris, 1889, nº 395.

3. J. Auber, *La cocaïne en chirurgie,* thèse de Paris, 1892, nº 266.

4. A. Dastre, *Les anesthésiques, physiologie et applications chirurgicales,* Paris, 1890, p. 288.

solution est employée avec succès pour la plupart des opérations pratiquées sur cet organe.

Le chlorhydrate de cocaïne, à la dose de 2 à 3 centigrammes, en injections sous-cutanées, produit une anesthésie locale suffisante pour permettre de procéder sans douleur aux opérations de petite chirurgie.

Technique des injections de chlorhydrate de cocaïne.

α. *Procédé ordinaire hypodermique.* — Lorsqu'on voudra pratiquer l'anesthésie locale à l'aide d'une injection sous-cutanée de chlorhydrate de cocaïne, il faudra se servir d'une des seringues aseptiques précédemment indiquées pages 54 et 55. La surface à anesthésier sera soigneusement nettoyée avec de l'eau, du savon et une solution de sublimé au 1000ᵉ. La seringue sera stérilisée par l'ébullition, l'aiguille flambée ou bouillie et l'on se servira d'une solution de chlorhydrate de cocaïne parfaitement pure et fraîche.

La solution généralement employée se formule ainsi :

> Chlorhydrate de cocaïne...... 1 gramme.
> Eau filtrée et bouillie........ 20 —

Si l'on veut avoir une solution de chlorhydrate de cocaïne antiseptique ne s'altérant pas, on donnera la préférence à la préparation suivante :

> Chlorhydrate de cocaïne....... 1 gramme.
> Solution de sublimé au 1000ᵉ.... 20 —

On fait un pli à la peau et l'on fait pénétrer de 1 centimètre et demi l'extrémité de l'aiguille bien stérilisée, puis on pousse lentement 1 centigramme de chlorhydrate de cocaïne mesuré par le curseur du piston de la seringue.

Pour éviter la douleur de la piqûre, avant de faire l'injection hypodermique, nous conseillerons de pratiquer sur la surface à anesthésier une pulvérisation d'éther avec l'appareil de Richardson ou de faire une pulvérisation de chlorure d'éthyle.

L'injection faite, et il est bon de savoir que la seringue de Pravaz contient 5 centigrammes de chlorhydrate de cocaïne, on retire la seringue, on laisse l'aiguille en place après en avoir fermé l'extrémité avec l'index ; on peut aussi retirer complètement l'aiguille, et l'on attend pendant quatre à cinq minutes l'effet de la cocaïne.

Au bout de ce temps, s'il n'y a pas de phénomènes d'oppression, pas de battements cardiaques précipités, pas de sueurs froides, pas de fourmillements aux extrémités, pas de tendance à la syncope, pas de crainte, pas d'appréhension chez le malade, on injecte deux autres centigrammes de chlorhydrate de cocaïne pour arriver au total de 3 centigrammes.

β. *Procédé de P. Reclus.* — *Injection intra-dermique.* — P. Reclus et Isch Wall[1] ont exposé un manuel opératoire différent de celui que nous venons d'indiquer. Pour ces auteurs, la pratique des

---

1. P. Reclus et Isch Wall, *Revue de chirurgie*, 9ᵉ année, p. 158, Paris, 1889.

injections sous-cutanées ne donnerait que des résultats médiocres et ils ont conseillé d'avoir recours
aux injections dans l'épaisseur du derme, d'une
façon systématique. Voici comment ils s'expriment :

« Sur le trajet de l'incision projetée, avec l'aiguille de la seringue de Pravaz, on fait une piqûre
à la peau ; mais, pour ne point la traverser, il faut
prendre bien soin de donner à l'instrument une
direction presque parallèle à celle du tégument.
Aussitôt que la pointe de l'aiguille est en plein
derme, on pousse le piston de la seringue, afin de
faire sourdre quelques gouttes de liquide ; dès lors,
si l'aiguille avance lentement, son passage ne peut
plus être perçu par le patient, car la cocaïne qui
sort de la pointe anesthésie les tissus où cette pointe
va pénétrer.

« A partir de ce moment, on pousse d'une ma
nière lente et continue la seringue tenue de la main
droite entre le pouce et les trois derniers doigts,
l'index placé sur le piston, et l'aiguille chemine
dans l'épaisseur de la peau qui présente toujours
une certaine résistance ; si, brusquement, celle-ci
vient à manquer, c'est que l'aiguille a pénétré dans
le tissu cellulaire : il faut alors donner à la seringue
une direction tout à fait parallèle ; à la résistance
nouvelle qu'éprouve l'aiguille en avançant, on reconnaît qu'elle est rentrée dans la trame serrée du
derme. Deux signes indiquent encore qu'on marche
dans la bonne voie : la peau se boursoufle légèrement suivant la ligne d'injection, puis elle pâlit et
revêt une teinte livide.

« S'il est besoin d'une traînée anesthésique
quelque peu étendue, il faut, après avoir retiré

l'aiguille ordinaire, la repiquer au point où elle avait fini sa course. »

γ. *Procédé de J. Corning.* — *Cocaïne, beurre de cacao, éther.* — Corning de New-York[1] a imaginé le procédé suivant :

On injecte dans la peau de la région que l'on veut anesthésier, d'abord une solution de cocaïne à 2 ou 3 pour 100; puis, après avoir retiré la seringue, mais en laissant son aiguille en place, on adapte à cette aiguille une autre seringue remplie de beurre de cacao liquéfié par la chaleur et l'on injecte ce liquide; enfin on soumet la région aux pulvérisations d'éther. Le refroidissement produit par ces pulvérisations amène la solidification du beurre de cacao injecté dans la peau. La circulation dans les capillaires se trouvant suspendue par suite de cette solidification, la solution de cocaïne n'est pas absorbée, mais reste en place, continuant à agir sur la terminaison des nerfs sensibles et à entretenir ainsi l'anesthésie.

Dès qu'on cesse les pulvérisations, le beurre de cacao se liquéfie par la chaleur du corps. L'absorption de beurre de cacao ainsi que celle de la solution de cocaïne commencent alors à se produire et l'anesthésie tend à disparaître. Mais, si l'on continue les pulvérisations d'éther sans interruption, on peut faire persister l'anesthésie pendant un temps très long, variant d'une à deux heures, surtout lorsqu'on a soin de diminuer la

---

1. J. Corning, *New-York medical Journal*, 26 décembre 1891, p. 715-716.

tension de la peau en élevant, par des tractions exercées de la périphérie vers le centre, un pli cutané tout autour de la région anesthésiée.

Pour faciliter l'application de sa méthode, J. Corning a fait construire un petit appareil composé de deux seringues juxtaposées qui, au moyen d'un tube bifurqué, aboutissent à une aiguille commune : l'une des seringues, d'une capacité de 5 centimètres cubes, est destinée à la solution de cocaïne ; l'autre, réservée au beurre de cacao liquéfié, peut en contenir 20 centimètres cubes.

δ. *Procédé de Marchandé. — Oléo-naphtine.* — Marchandé prétend qu'en prenant l'*oléo-naphtine stérilisée* comme véhicule de la cocaïne, on rend l'absorption de cette substance plus lente, et les accidents consécutifs moins redoutables [1].

ε. *Procédé de Mayo Robson et J. Corning. — Emploi combiné de la cocaïne et de la bande d'Esmarch ou de la ligature élastique.* — A. W. Mayo Robson [2] et J. Corning [3] ont montré que, par l'emploi de la bande d'Esmarch, on peut renforcer et prolonger l'effet anesthésique local de la cocaïne ; ce résultat est évidemment dû à l'empêchement de la résorption. E. Kummer [4] est arrivé aux mêmes

1. Marchandé, *Revue gén. de clin. et de thérap.*, Paris, 4 février 1891, 5e année, n° 5, p. 69.
2. A. W. Mayo Robson, *The use of cocaïne in major operations* (*British med. Journ.*, n° 1349, p. 859, London, 1886).
3. J. Corning, *On the prolongation of the anesthesic effects of hydrochlorite of cocaïne when subcutaneously injected* (*New-York med. Journ.*, vol. XLII, n° 12, p. 317, 1890).
4. E. Kummer, *Revue médicale de la Suisse romande*, t. X, p. 354 et 377, Genève, mai 1890.

conclusions ; il réserve la cocaïne pour opérer les doigts ou les orteils, parce que le champ opératoire peut être isolé du reste du corps par une ligature élastique. Un des avantages de cette ligature élastique est de laisser à la cocaïne le temps nécessaire (huit minutes environ) pour produire son effet maximum. Ce qu'on n'ose pas faire sans cet auxiliaire, la plus grande partie de la cocaïne ayant disparu par résorption en trois ou quatre minutes.

« La bande d'Esmarch présente cependant un inconvénient, celui de provoquer elle-même une douleur par strangulation. Cet inconvénient ne devient un empêchement que dans certains cas de panaris, lorsqu'il existe une forte turgescence des tissus. Mieux vaut alors renoncer à la bande.

« Un moyen précieux d'étendre l'action de la cocaïne en largeur et en profondeur est le massage de la place injectée, moyen que nous conseillons dans tous les cas d'opérations pratiquées dans les parties profondes[1]. »

Après l'opération, avant de faire les sutures et le pansement, on aura le soin de laisser saigner la plaie, afin de permettre à la cocaïne injectée de sortir et d'éviter tout accident.

ζ. *Procédé de A. Bignon.* — *Solution de chlorhydrate alcalinisée ou lait de cocaïne.* — D'après A. Bignon de Lima[2], la cocaïne en solutions

1. E. Kummer, *De l'anesthésie locale par injection de cocaïne et du bon effet de la bande d'Esmarch* (Extr. de la *Revue et archives suisses d'odontologie*, Genève, 1889, p. 12).
2. A. Bignon, *Sur les propriétés anesthésiques de la cocaïne* (*Bull. gén. de thérapeut.*, Paris, 1892, t. CXXII, p. 170-172).

franchement acides perd ses propriétés anesthésiques. La propriété anesthésique n'est pas détruite dans les solutions acides, mais elle est à l'état latent. En fait, d'après lui, tous les acides minéraux ou organiques essayés masquent la propriété anesthésique.

Il suffit donc de neutraliser l'acide pour rendre à l'alcaloïde toute sa puissance anesthésique.

Le liquide alcalin tenant en suspension la cocaïne, appelé par l'auteur *lait de cocaïne*, s'obtient en précipitant le chlorhydrate de cocaïne par un léger excès de carbonate de soude ; le bicarbonate n'agit pas d'une façon aussi efficace.

Le *lait de cocaïne* agit anesthésiquement, d'une façon d'autant plus efficace qu'il a été obtenu avec des liqueurs plus concentrées ; la quantité d'alcaloïde étant d'ailleurs la même dans les deux cas.

La plupart des sels de cocaïne, surtout les chlorhydrates cristallisés qui sont obtenus au sein de liqueurs acides, gardent une quantité appréciable d'acide. Leurs solutions ne donnent donc pas toute la puissance anesthésique de l'alcaloïde employé ; une partie de celle-ci reste à l'état latent, si bien que la différence du pouvoir anesthésique peut varier du simple au double.

Il existe des chlorhydrates cristallisés parfaitement purs, tellement acides, qu'il est facile d'obtenir les mêmes phénomènes d'anesthésie avec 5 centigrammes de ces sels neutralisés et ramenés à l'état de lait de cocaïne, qu'avec 10 centigrammes du même sel, en simple solution dans l'eau.

Le premier soin de l'opérateur, quand il se sert d'une solution de sel de cocaïne, doit donc être de s'assurer de sa neutralité ; celle-ci ne peut être obtenue qu'aux dépens de la limpidité, d'une légère opalescence.

Le lait de cocaïne doit être préparé extemporanément, c'est-à-dire au moment de s'en servir ; sans cette précaution, la cocaïne se précipite en masse et son action est bien moins efficace.

Schleich[1] a conseillé d'employer, pour l'anesthésie cocaïnique, la solution ainsi formulée :

Cocaïne...............	5	centigrammes.
Chlorure de sodium.....	10	—
Eau distillée...........	50	grammes.

Von Hacker s'est servi avec succès de ce procédé.

η. *Procédé de G. Gauthier.* — *Cocaïne et trinitrine.* — A côté des procédés que nous venons d'énumérer et qui agissent, pour quelques-uns du moins, d'une façon mécanique, G. Gauthier de Charolles a songé à un moyen d'un autre ordre.

Ce moyen consiste à annihiler l'action générale de la cocaïne, sans nuire à son action locale, en ajoutant à la solution une substance ayant une action physiologique contraire, neutralisante. La *trinitrine* lui a paru répondre admirablement à cette indication.

A l'encontre de la cocaïne, la trinitrine est le médicament vaso-dilatateur par excellence, agissant merveilleusement contre les symptômes d'ischémie

____

1. Schleich, *loc. cit.*

cérébrale et cardiaque, et produisant son effet, comme la cocaïne, quelques minutes après l'injection, mais un effet absolument inverse. Il a donc songé à associer la trinitrine aux injections de cocaïne, et depuis bientôt deux ans il fait usage de la solution suivante :

Eau..................................   10 grammes.
Chlorhydrate de cocaïne..............   20 centigr.
Solution alcoolique de trinitrine au 100ᵉ.   X gouttes.

Chaque seringue de Pravaz contient ainsi 2 centigrammes de cocaïne et une goutte de solution trinitrinée [1].

B. Phénate de cocaïne. — On sait que l'acide phénique présente, au point de vue de son action locale, certaines analogies avec la cocaïne, puisque, comme cette dernière, il produit de l'ischémie et de l'insensibilité des tissus. On pouvait donc s'attendre à ce que la combinaison de ces deux substances sous forme de phénate de cocaïne possédât des propriétés thérapeutiques supérieures à celles du chlorhydrate de cocaïne, exclusivement employé dans la pratique.

Il en serait ainsi d'après un médecin bavarois, von Oefele d'Hengersberg, qui s'est servi exclusivement du sel phénique de cocaïne chaque fois qu'il a eu l'occasion d'utiliser cette dernière substance.

Il a trouvé que le phénate de cocaïne, tout en

---

1. G. Gauthier de Charolles, *Revue gén. de clin. et de thérap.*, Paris, 7ᵉ année, n° 37, 13 septembre 1893, p. 588.

exerçant une action analgésique locale beaucoup plus persistante que celle du chlorhydrate de cocaïne, offrait en outre l'avantage de supprimer les chances d'intoxication cocaïnique. On sait que, d'après Glück, l'adjonction d'acide phénique à une solution de cocaïne en diminue les effets toxiques [1]. Ces propriétés et avantages du sel phénique s'expliquent par son insolubilité presque complète dans les solutions aqueuses ; or, étant insoluble dans les sucs de l'organisme, le phénate de cocaïne, employé en applications locales, ne se résorbe que peu ou point, d'où l'absence d'intoxication et la persistance de l'action analgésique, qui pourrait durer jusqu'à trente-six heures. Le phénate de cocaïne peut être utilisé sans danger à l'intérieur ainsi qu'en injections hypodermiques.

Voici les formules dont s'est servi von Oefele :

Pour applications locales dans le pharynx, sur les amygdales, etc.

Phénate de cocaïne.......... 1 gramme.
Alcool absolu............... 10   —

Mêlez. — Usage externe.

Phénate de cocaïne.......... 1 gramme.
Éther sulfurique alcoolisé..... 10   —

Mêlez. — Usage externe.

Pour injections hypodermiques et pour instillations dans l'oreille (dans les cas d'otalgie) :

Phénate de cocaïne..... 10 centigrammes.

Faites dissoudre dans :

Alcool................. 5 grammes.

1. *Semaine médicale*, Paris, 1890, Annexes, p. 154.

Ajoutez :

    Eau distillée.......... 5 grammes.

F. S. A. — Injecter le contenu de 1 à 3 seringues de Pravaz de cette solution.

Pour pulvérisations et inhalations
(dans les affections du larynx et des bronches) :

    Phénate de cocaïne...... 10 centigrammes.
    Menthol 25   —
    Alcool dilué........... 10 grammes.

F. S. A. — Employer en pulvérisations la cinquième partie de cette solution dans le courant de la journée.

C. Isococaïne. — L'isococaïne, dérivée de la cocaïne, présente des propriétés analogues à celles-ci. L'anesthésie pratiquée avec l'isococaïne s'effectuerait d'une façon plus rapide qu'avec la cocaïne ; mais dans les opérations pratiquées sur les yeux elle est contre-indiquée, à cause de l'irritation produite sur la conjonctive.

L'isococaïne fond à 44 degrés. Elle forme des sels peu solubles avec l'acide chlorhydrique, l'acide nitrique et l'acide bromhydrique.

D. Tropacocaïne. — La tropacocaïne a été extraite par Geasel des feuilles d'une variété particulière de coca, provenant de l'île de Java. C'est Arthur P. Chadbourne, de Boston, qui lui a donné ce nom de tropacocaïne.

Liebermann a bien étudié ses propriétés et sa constitution chimique.

Comme le chlorhydrate de tropacocaïne est très soluble dans l'eau tandis que le bromhydrate l'est peu, c'est au premier qu'on a donné la préférence.

La tropacocaïne fut expérimentée d'abord par Chadbourne de Boston, sur les animaux. Il résulte de ses expériences que la tropacocaïne produit les mêmes effets que le chlorhydrate de cocaïne, seulement qu'elle est deux fois moins toxique que cette dernière. L'action dépressive exercée sur le cœur serait moins accusée qu'avec la cocaïne.

De plus, l'anesthésie locale développée par la tropacocaïne est plus prompte et plus durable qu'avec la cocaïne; enfin cette anesthésie s'obtient avec des solutions moins concentrées que celles destinées à la cocaïnisation habituelle, et s'étend à une zone plus vaste.

Les solutions de tropacocaïne sont modérément antiseptiques; elles restent inaltérables pendant deux ou trois mois, tandis que la cocaïne ordinaire en solution s'altère au bout de trois à quatre jours si l'on ne prend pas la précaution de la conserver dissoute dans une solution de sublimé au 1000ᵉ.

Dans la chirurgie oculaire on peut se servir d'une solution de tropacocaïne à 3 pour 100, dont on doit instiller dans l'œil à opérer une ou deux gouttes. C'est ainsi qu'elle a été expérimentée à l'étranger par le professeur Schweiger et par Silex.

Parfois on a observé une légère mydriase; mais celle-ci n'apparaît qu'exceptionnellement et est toujours moins accusée qu'avec la cocaïne.

On n'a jamais noté d'ischémie locale; au contraire, dans quelques cas, les instillations ont été suivies d'une légère hyperémie locale qui ne durait que quelques secondes. La sensation de brûlure, accusée par certains malades, ne durait pas davantage, et elle était très supportable. Les deux phénomènes étaient moins prononcés quand la tropacocaïne était dissoute dans une solution de chlorure de sodium à 0,6 pour 100 [1].

En France, ce sont surtout les dentistes qui ont utilisé la tropacocaïne. C'est ainsi que Camille Pinet et Georges Viau [2], après des expériences sur les animaux, ont pratiqué sur l'homme sans douleur des extractions dentaires. L'anesthésie a été obtenue chaque fois par une injection intra-gingivale de 2 à 4 centigrammes au maximum de tropacocaïne.

Ces auteurs ont remarqué que chez aucun de leurs malades la tropacocaïne n'avait déterminé de malaise consécutif. De plus, contrairement à ce qui s'observe avec la cocaïne, ils ont constaté dans presque tous les cas une suractivité de la circulation périphérique, consécutive à l'injection de la tropacocaïne.

La face prend une teinte rosée caractéristique; les extrémités, chez l'homme comme chez les animaux, sont chaudes; il s'y manifeste une excitation vaso-motrice anormale, absolument comme si l'on injectait une solution de cocaïne trinitrinée.

α. *Accidents de l'anesthésie cocaïnique.* — Les accidents de la cocaïne ou de ses dérivés à doses

1. *Tropacocaïne as a local anæsthetic* (*British medical Journal*, London, 1892, n° 1651, p. 402).

2. Camille Pinet et Georges Viau, *Essais d'anesthésie locale en chirurgie dentaire au moyen de la tropacocaïne* (*Communicat. à la Société d'odontologie de Paris*, séances du 6 décembre 1892 et 10 janvier 1893).

faibles ne se produisent qu'en présence d' « idio-syncrasies », de susceptibilités particulières, comme il en existe pour tous les médicaments et spéciale-ment pour les alcaloïdes. Or l'injection d'un seul centigramme suffit à révéler cette idiosyncrasie et sert en quelque sorte de pierre de touche à l'opé-rateur.

Si, après la seconde injection, il se produit quelque manifestation d'intolérance, il faut opérer tout de suite : le choc, assure-t-on, enrayera les accidents [1] (?).

Les accidents dus à la cocaïne se manifestent par des crises nerveuses chez les femmes hystériques; il peut y avoir aussi de la pâleur de la face, des sueurs froides, une faiblesse générale, du refroi-dissement des extrémités, de la dilatation pupil-laire, de l'accélération des battements du cœur, avec 130 et 140 pulsations par minute, de l'em-barras dans la respiration et enfin perte de con-naissance.

Tous ces symptômes peuvent disparaître au bout d'une demi-heure sans laisser aucune trace.

Dans plusieurs autres cas, on a eu l'occasion d'observer une légère pâleur de la face, une sensa-tion spéciale, analogue à celle que l'on ressent quand on a le mal de mer, de l'accélération du pouls et du cœur, parfois de la loquacité, de l'abattement général avec tendance à la perte de connaissance ou bien de l'excitation avec immi-nence de crises nerveuses.

---

1. Anthelme Combe, Extrait du *Congrès français de chirurgie*, 5ᵉ session, Paris, 1891.

Le chirurgien ne doit avoir ni appréhension ni inquiétude; cela suffirait pour effrayer le patient et lui faire subir, par suggestion, les conséquences d'un accident imaginaire : il doit donc rassurer son malade.

Si le patient est hystérique ou névropathe, il faut agir avec une grande prudence et mettre en pratique toute l'influence morale possible; au moindre symptôme d'excitation, on ajournera l'opération.

Ajoutons que dans tous les cas où nous avons utilisé la cocaïne comme anesthésique local, nous n'avons eu à déplorer aucun accident fâcheux.

Les conditions indispensables pour éviter les accidents dus à la cocaïne, accidents soit généraux, soit locaux, sont les suivantes :

1° Les injections doivent être faites avec des précautions antiseptiques, avec de l'eau distillée et récemment bouillie; la solution doit se faire au moment de s'en servir; la solution doit être étendue;

2° On doit pousser le piston de la seringue à mesure qu'on enfonce l'aiguille dans le tissu; cette injection doit être lente, à doses fractionnées; un bon procédé consiste à cerner la région, à anesthésier par des piqûres multiples et à laisser saigner la plaie dès qu'un accident sera imminent;

3° Le malade doit être alimenté;

4° Il doit être placé *dans la position horizontale;*

5° Il ne doit avoir aucun vêtement qui le serre;

6° Les individus atteints d'une maladie des poumons, du cœur, des reins, les vieillards, les artério-scléreux, les cachectiques, les femmes en état de grossesse ou pendant la lactation, etc., doivent être surveillés avec attention, et l'on ne doit pas dépasser pour eux la dose de 1 à 2 centigrammes;

7° La femme est beaucoup plus susceptible de subir les effets généraux de la cocaïne que l'homme;

8° Comme antidote de la cocaïne, on fera des inhalations d'ammoniaque, d'acide acétique ou de nitrite d'amyle, des aspersions d'eau froide sur la figure et la poitrine ; on fera prendre une boisson alcoolique en y ajoutant de cinq à dix gouttes d'éther. Nous y reviendrons plus loin.

β. *Mode d'action de la cocaïne.* — L'anesthésie locale par la cocaïne est causée, ainsi que l'a bien observé S. Arloing[1], par une action spéciale de cette substance sur les terminaisons nerveuses sensitives. Cette action est indépendante de l'action vaso-constrictive du médicament.

On avait cru d'abord que celle-ci était une des causes importantes de l'anesthésie; on disait que la cocaïne atteignait la sensibilité en anémiant les tissus et en abaissant ainsi leur vitalité (Laborde). Il n'en est rien, ainsi qu'Arloing l'a démontré après des expériences nombreuses dont nous n'avons pas à rendre compte ici.

Ce qui explique l'action de la cocaïne comme anesthésique local, c'est une altération directe et passagère des terminaisons nerveuses et des fibres nerveuses dissociées et surtout non protégées par

---

1. S. Arloing, *Sur quelques points de l'action physiologique de la cocaïne*, Lyon, in-8°, p. 17 et 18.

la myéline, avec lesquelles elle peut entrer en contact direct (Dastre). Au point de vue général, elle produit une hyperexcitabilité du système nerveux central.

L'intensité des réactions réflexes démontre l'augmentation de l'excitabilité de la moelle ; pour le bulbe, l'état des vaso-moteurs et de la respiration fournit une preuve équivalente (Vulpian). C'est aussi l'opinion de Dastre qui s'exprime ainsi :

« En tout état de cause, il faut conclure que l'action de la cocaïne porte sur le système nerveux. Cet alcaloïde paralyse les terminaisons sensitives, et il excite toutes les autres parties, tronc nerveux, moelle, bulbe, encéphale et système grand sympathique[1]. »

γ. *Moyens de combattre les accidents dus à la cocaïne.* — Les accidents mortels dus à la cocaïne sont imputables à l'impureté de la cocaïne employée et souvent aussi à la façon maladroite dont sont pratiquées les injections.

La cocaïne maniée *avec mesure*, d'une façon prudente et méthodique, est un analgésique puissant, rendant de grands services dans la chirurgie journalière et méritant d'être conservé.

A doses énormes, au contraire, elle devient dangereuse.

C'est pourquoi il faut connaître les moyens dont on peut disposer en cas d'un accident, en cas d'une intoxication produite par la cocaïne. Ce sont les suivants :

1. A. Dastre, *loc. cit.*, p. 223.

On pratiquera des aspersions d'eau froide sur la figure et la poitrine, puis des frictions vigoureuses sur tout le corps. Des inhalations d'ammoniaque, d'acide acétique, ou de nitrite d'amyle sont indiquées.

U. Mosso[1] a conseillé de donner de l'éther ou du chloroforme pour faire disparaître le tétanos du diaphragme qui est la cause de mort la plus fréquente et la plus sérieuse. Outre ces inhalations éthérées ou chloroformiques, on administrera une boisson alcoolique en y ajoutant de cinq à dix gouttes d'éther. On fera absorber du café ou mieux on pratiquera des injections sous-cutanées de caféine qui aurait la propriété d'être un antidote de la cocaïne. On pourra pratiquer aussi une injection sous-cutanée de deux ou trois gouttes de la solution de trinitrine au 100e.

Si la respiration cessait complètement, il faudrait procéder sans retard à la respiration artificielle.

« Si les accidents se prolongent, on essayera de faire absorber un vomitif, puis un lavement additionné de 50 centigrammes d'hydrate de chloral[2]. »

<hr>

1. U. Mosso, *Ueber die physiologische Wirkung des Cocaïns* (*Arch. f. experim. Pathologie und Pharmakologie*, Bd. XXIII, H. 3 u. 4, p. 153-208, Leipzig, 1887).

2. Moizard, *Sur un cas d'intoxication par la cocaïne* (*Revue mens. des maladies de l'enfance*, n° 11, p. 481-488, Paris, 1888).

13° Chlorhydrate d'érythrophléine, strophantine, ouabaïne.

Comme anesthésiques locaux, on a essayé aussi le *chlorhydrate d'érythrophléine*, la *strophantine* et l'*ouabaïne*.

La première de ces substances expérimentée par le professeur Panas a une action locale plus lente à se manifester que la cocaïne et est souvent infidèle ; instillée dans l'œil, elle produit une irritation de la conjonctive.

Il en est de même de la strophantine, mais à un moindre degré. Cette substance[1] que l'on a obtenue à l'état cristallisé (Catillon, Arnaud, Hardy et Gallois) est une sorte de glucoside, $C^{31} H^{48} O^{12}$, extrait du *Strophantus hispidus* ou Kombé, dont les Pahouins du Gabon emploient les semences pilées pour empoisonner leurs flèches et leurs sagaies[2].

D'après Gley[3], l'insensibilisation, produite par la strophantine, s'accompagne d'une constriction pupillaire qui commence après une demi-heure et disparaît avant la fin de l'anesthésie.

Quant à l'ouabaïne, elle est douée de propriétés anesthésiques chez le lapin, mais ne paraît pas

---

1. Arnaud, *Sur la composition élémentaire de la strophantine cristallisée, extraite du Strophantus Kombé* (*Comptes rendus des séances de l'Acad. des sc.*, Paris, 16 juillet 1888, p. 179-182).
2. A. Dastre, *loc. cit.*, p. 287.
3. E. Gley, *Comptes rendus hebdomadaires des séances et mémoires de la Société de biologie*, Paris, 9 novembre 1889, p. 617.

avoir d'effet sur l'homme[1]. Elle est extraite de l'ouabaïs, qui fournit le poison à flèche des Çomalis[2].

Pour produire l'anesthésie cornéenne avec le chlorhydrate de cocaïne chez le lapin, il faut cinq ou six gouttes de la solution au 100e. Il suffit de quatre gouttes de la solution au 1000e de strophantine ou d'ouabaïne pour obtenir cette anesthésie et la voir durer au delà d'une heure[3].

Donc l'action anesthésiante de ces deux substances est plus puissante que celle de la cocaïne.

14° Formanilide.

A la Société royale des médecins, à Budapest, séance du 4 février 1893, J. Preisach a préconisé la formanilide comme anesthésique dans les affections du larynx[4]. L'insufflation de ce corps produit après quelques minutes une anesthésie complète qui dure de deux à seize heures, le plus souvent de dix à douze. Chez un malade, il s'est produit des battements de cœur et de la tendance à la syncope pendant une ou deux secondes; c'est le

1. P. Panas, *Sur l'action anesthésique locale de la strophantine et de l'ouabaïne* (*Bull. de l'Acad. de méd.*, Paris, séance du 18 février 1890, t. XXIII, p. 261-263).

2. Arnaud, *Sur la matière cristallisée active des flèches empoisonnées des Çomalis, extraite du bois d'Ouabaïo* (*Comptes rendus des séances de l'Ac. des sciences*, Paris, 3 avril 1888, p. 1011).

3. A. Dastre, *loc. cit.*, p. 286.

4. J. Preisach, *Formanilid, ein neues Analgeticum* (*Wiener medizinische Presse*, n° 10, 5 mars 1893, p. 387-388).

seul cas dans lequel J. Preisach ait vu des accidents se montrer. Il regarde le médicament comme très utile dans les douleurs accompagnant la déglutition chez les malades atteints de tuberculose laryngée.

Meisels a aussi expérimenté la formanilide pour l'urètre, ainsi qu'en injections sous-cutanées à 1 ou 3 pour 100 pour les opérations chirurgicales. Il a trouvé que l'anesthésie se produisait rapidement.

A. Bokai a employé cette substance avec succès dans les inflammations douloureuses des amygdales et du pharynx.

M. Neumann a constaté que quelques gouttes d'une solution de formanilide, appliquées sur les lèvres ou la langue, provoquent une sensation de brûlure, puis l'apparition d'une plaque blanc vif sur laquelle une piqûre n'est plus ressentie que comme le contact d'un objet mousse. La durée de l'anesthésie par la formanilide est plus longue qu'avec la cocaïne. C'est aussi l'avis de J. Preisach.

TROISIÈME PARTIE

ANESTHÉSIE GÉNÉRALE

L'anesthésie générale a pour but de produire chez les malades un sommeil profond, une résolution complète qui permette de les opérer sans douleur, et de maintenir l'insensibilité et l'immobilité pendant toute la durée de l'intervention chirurgicale.

Parmi les moyens d'anesthésie générale nous ne ferons que signaler :

1° Le *sommeil*, la *syncope*, dont à la rigueur on peut profiter pour faire des opérations très courtes et très peu importantes ;

2° L'*ivresse alcoolique*. A la vérité, on a pu remédier à des déplacements articulaires avec la plus grande facilité, pratiquer même des opérations sans que les malades tout à fait ivres s'en soient aperçus. Mais l'ivresse, même revêtue de l'idée thérapeutique, n'a pu entrer dans les habitudes dignes et rationnelles de l'art chirurgical ;

3° Le *hachisch*, dont l'ivresse peut être comparée à celle de l'alcool ;

4° L'*opium* et les narcotiques, soit seuls, soit combinés à d'autres anesthésiques plus énergiques, comme nous le verrons bientôt;

5° Le *chloral*, médicament puissant, administré à l'intérieur, soit par le tube digestif, soit en injections sous-cutanées, soit même en injections intra-veineuses (Oré de Bordeaux);

6° Enfin le *magnétisme animal*, l'*hypnotisme*, sur lequel il n'est pas encore possible de se prononcer, malgré d'assez nombreuses observations parues dans ces derniers temps.

Giraldès prétendait[1] et nous avons une grande tendance à partager son opinion, que l'hypnotisme devait être considéré non comme un agent anesthésique, mais comme une curiosité, une fantaisie thérapeutique.

Agents anesthésiques généraux.

« Les anesthésiques sont des toxiques des centres nerveux. — Ils agissent d'abord sur le cerveau, puis sur la moelle ; les fonctions bulbaires résistent les dernières[2]. »

Sur le cerveau et le cervelet ils provoquent des troubles du côté de l'intelligence et de la coordination des mouvements. Sur la protubérance annulaire, ils portent leur action en abolissant la faculté de la perception de tout acte de sensi-

---

1. Giraldès, *loc. cit.*, p. 257.
2. H. Duret, *Des contre-indications à l'anesthésie chirurgicale*, thèse d'agrégation en chirurgie, Paris, 1880, p. 30.

bilité générale ou tactile ; sur la moelle épinière, en faisant disparaître ses propriétés excito-motrices ; enfin sur le bulbe et les nerfs organiques, c'est-à-dire sur les centres qui président aux mouvements respiratoires et cardiaques.

« Le trait distinctif des anesthésiques généraux est l'*universalité* de leur action et le caractère passager et transitoire de cette action [1]. »

Notre but sera de faire une *étude comparative* des divers anesthésiques les plus connus.

Les agents anesthésiques qui ont été et qui sont le plus fréquemment employés sont : le *protoxyde d'azote*, l'*éther* et le *chloroforme*.

Quelques autres substances peuvent être considérées comme des succédanés anesthésiques ; tels sont le *chlorure* et le *fluorure d'éthyle* et de *méthyle*, ainsi que le *bromure d'éthyle* et le *pental*. Nous les passerons aussi en revue.

1° Protoxyde d'azote.

« Le protoxyde d'azote, découvert par Priestley en 1779, est une combinaison d'azote et d'oxygène qui contient, pour 100 volumes, 100 volumes d'azote et 50 volumes d'oxygène, avec condensation d'un tiers.

« Sa solubilité dans l'eau est assez considérable, (1,3 à zéro ; 0,67 à 20 degrés). Il se liquéfie à zéro sous une pression de cinquante atmosphères : cette propriété permet d'en emmagasiner de grandes quantités dans des vases de petit volume, très

---

1. A. Dastre, *loc. cit.*, p. 156.

résistants, et par conséquent de le transporter facilement[1]. »

Les propriétés exhilarantes du protoxyde d'azote ont été découvertes en 1799 par Humphry Davy, dans l'Institut pneumatique de Beddoes à Clifton; Horace Wells l'appliqua le premier à l'anesthésie en 1844. Depuis cette époque, ce gaz fut employé plus particulièrement par les dentistes américains d'abord, puis par les Anglais.

Ce ne fut que plus tard qu'il pénétra en France, et jusque dans ces dernières années on pensait que, vu son action très fugace, il ne pouvait être utilisé que pour faciliter l'extraction des dents. Mais il est bon de noter que H. Wells, Colton, Goodville de New-York et d'autres expérimentateurs, purent prolonger l'anesthésie à l'aide du protoxyde d'azote, et que de longues opérations purent être faites grâce à son emploi.

D'autres expériences furent entreprises sur l'action de ce gaz, et parmi elles on peut surtout citer celles de Krishaber (1867), Jolyet et Blanche (1873), Zuntz et Goltstein, Paul Bert (1878)[2].

Or il résulte de ces divers travaux que le protoxyde d'azote n'agirait pas seulement comme un gaz asphyxiant, ainsi que l'admettaient Cl. Bernard, Jolyet et Blanche, Magitot, E. Perrin, etc. Ce gaz aurait par lui-même une action anesthésiante, signalée par Darin, Rottenstein, Zuntz et

---

1. A. Dastre, *loc. cit.*, p. 165.

2. Paul Bert, *Sur la possibilité d'obtenir à l'aide du protoxyde d'azote une insensibilité de longue durée, et sur l'innocuité de cet anesthésique* (*Comptes rendus des séances de l'Académie des sciences*, t. LXXXVII, p. 728-731, Paris, le 11 novembre 1878).

Goltstein, et parfaitement démontrée par le professeur Paul Bert[1].

Ce dernier expérimentateur a prouvé que sous une pression de deux atmosphères, on obtient l'anesthésie avec un mélange à parties égales d'air et de gaz protoxyde d'azote.

Ajoutons même que des opérations ont été pratiquées en plaçant le patient et les opérateurs dans

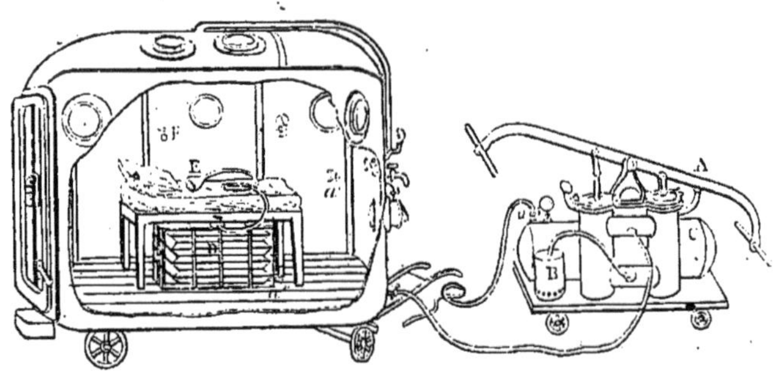

Fig. 13. — Chambre à anesthésie, par le mélange de protoxyde d'azote et d'oxygène sous pression. — E, lit d'opération. D, sac renfermant le mélange anesthésique. A, B, C, pompe destinée à comprimer l'air dans la chambre à anesthésie.

une chambre close, dont la pression intérieure était supérieure à celle de l'atmosphère (chambre à anesthésie du docteur Fontaine).

Les applications de ce procédé, faites à l'hôpital Beaujon, dans le service de Léon Labbé et à l'hôpital Saint-Louis, chez Péan, n'ont donné lieu *qu'à des dépenses considérables pour des résultats très imparfaits*. On peut encore voir l'un de ces appareils à protoxyde couvert de poussière et abandonné dans une des cours de l'hôpital Beaujon (fig. 13) et l'autre appareil est à l'hôpital Saint-Louis où Péan,

1. Rottenstein, *De l'anesthésie*, Paris, 1879.

il n'y a pas bien longtemps, s'en servait de salle à pansements voisine de l'amphithéâtre d'opérations.

Mode d'administration. Appareils. — Examinons les diverses méthodes employées pour administrer le protoxyde d'azote.

Les premiers chirurgiens utilisèrent un simple

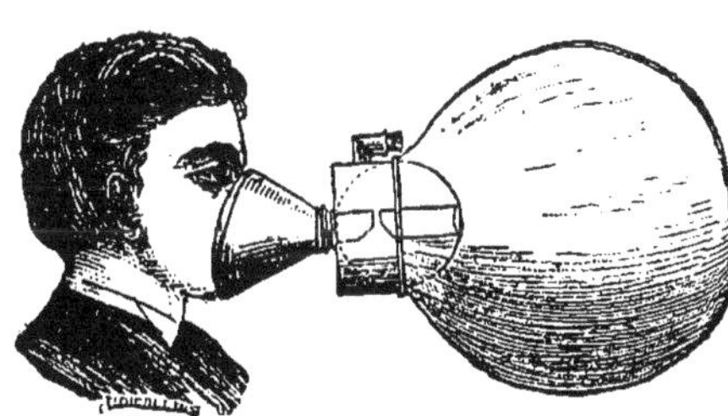

FIG. 14. — Inhalateur du gaz protoxyde d'azote.

ballon imperméable rempli de ce gaz, terminé par un embout muni soit d'un robinet simple, soit d'un robinet à double courant et d'une sorte de masque embrassant la bouche et les narines, masque décrit sous le nom d'*inhalateur* (fig. 14).

Ultérieurement furent annexés à ce ballon soit un gazomètre destiné à y renouveler le protoxyde d'azote, soit des réservoirs en fonte, contenant le gaz comprimé ou liquéfié. Tels sont les appareils de Johnston, de Georges Barth, etc.

En Allemagne, J. Neudœrfer[1] a préconisé le mélange, à la pression ordinaire, de 20 volumes d'oxygène pour 80 volumes de protoxyde d'azote qui seraient renfermés dans un ballon en caoutchouc.

Klikowitsch[2] a employé ce procédé à la Maternité d'Erlangen ; il produisait le protoxyde en chauffant

1. *Deutsch. Zeitschr. f. Chirurg.*, Bd. XVIII, Heft 3 et 4, Leipzig, 1883.
2. *Assemblée des nat. et des médec. allemands à Strasbourg*, 1885.

l'azotate d'ammoniaque pur dans de grands pots de fer; de là le gaz se rendait dans un gazomètre à cloche de 250 litres, qui contenait l'oxygène et dans lequel s'effectuait le mélange respirable : on a pu maintenir ainsi l'anesthésie pendant une heure.

D'autres praticiens ont employé un procédé analogue à celui-là, sans avoir à déplorer d'accidents.

Avec le mélange de protoxyde d'azote et d'oxygène, Hillischer a prouvé[1] qu'on pouvait déterminer des narcoses aussi profondes et aussi longues qu'on le désirait. Le sommeil obtenu par ce mélange ne serait accompagné ni de stertor, ni de cyanose, ni d'excitation. Les inhalations de ce mélange ne produiraient aucune élévation de la pression sanguine.

L'agrément de la méthode serait de constater chez le patient soumis aux inhalations du protoxyde d'azote le retour presque instantané de la sensibilité, de la volonté et de l'intelligence après la cessation de l'anesthésie.

Swiecicki[2] a préconisé le mélange de protoxyde d'azote et d'oxygène en obstétrique. Utilisé d'abord par Klikowitsch, ce mélange a été employé par Tittel, Döderlein, Cohn, Winckel et Sweifel, qui en ont démontré l'innocuité et l'action rapide. Si, en présence de ces avantages, on ne l'utilise pas, c'est, dit Swiecieki, en raison de la difficulté de sa préparation, de son prix et de son difficile transport.

Nous ne voulons pas multiplier la description

1. *Semaine médicale*, Paris, 1887, p. 238.
2. Swiecicki, *Centr. f. Gynœk.*, Leipzig, 27 octobre 1888, n° 43, p. 697.

des appareils destinés à l'anesthésie par le protoxyde d'azote.

Citons l'inhalateur-purificateur d'Heymen-Billard, présenté à la clinique anesthésique de l'École dentaire de Paris et celui de Fred. Hawitt permettant une forte économie de gaz [1].

Préterre s'était servi d'une sorte de gazomètre à eau [2] dans lequel se rendait, après avoir traversé trois flacons laveurs, le protoxyde d'azote, fabriqué en chauffant de l'azotate d'ammoniaque pur ; un long conduit reliait le gazomètre à l'inhalateur. Nous avons assisté quelquefois à des anesthésies obtenues au moyen d'un appareil analogue utilisé aussi par le docteur Cruet, et l'un de nous en a même fait l'essai sur lui-même dans un cas d'extraction dentaire sans ressentir aucune douleur.

Quoi qu'il en soit, on doit se montrer très réservé dans l'administration de cet agent anesthésique ; il faut l'employer surtout dans les opérations ne demandant pas une durée trop longue. Nous savons en effet que Magitot [3] et Laffont [4] ont appelé l'attention sur les accidents graves produits par le protoxyde d'azote.

D'après A. Dastre, « ce gaz [5] est dangereux au même titre que tout gaz impropre à la respiration ; il l'est même davantage, car l'homme qui est

1. *The Lancet*, t. XXXIII, p. 40, London, 1883.
2. Blanchard, thèse de Paris, 1880, n° 256.
3. Magitot, in *Bull. et mém. de la Soc. de chirurgie*, t. I, p. 217, Paris, 1875.
4. *Comptes rendus hebdom. des séances et mémoires de la Société de biologie*, 8° série, t. II, p. 717 à 720, Paris, séance du 28 novembre, 1888.
5. A. Dastre, *loc. cit.*, p. 167.

plongé dans une atmosphère inerte est averti du
péril qu'il court par l'oppression et les affres
de l'asphyxie, tandis que l'ivresse du protoxyde
lui dissimule la mort qui le menace et éteint
le sentiment de conservation qui le pousserait à
rechercher l'air respirable. »

Parmi les précautions à prendre dans l'emploi
de cette méthode anesthésique, nous croyons
devoir recommander l'usage d'un gaz parfaitement pur, et, autant que possible, le décubitus
dorsal au moment de son emploi. Cette position
est, croyons-nous, trop souvent négligée par les
dentistes, et quelquefois aussi par d'autres spécia-
listes.

2° Éther.

L'éther a été employé pour la première fois
comme anesthésique général par C. Long d'Athènes,
en 1842; mais le véritable créateur de ce mode
d'anesthésie est Morton, qui commença ses essais
en 1846, d'après les conseils de Jackson.

*Mode d'administration de l'éther. Instrumen-
tation.* — Comme l'éther est très volatil et d'une
odeur pénétrante, désagréable pour beaucoup de
personnes, il n'était pas possible de songer à le
faire respirer sur un mouchoir, une éponge ou
même en plaçant un flacon sous les narines. Sans
doute au moyen de cet appareil primitif, on
arriverait ainsi à obtenir l'anesthésie, mais une
grande quantité d'éther serait inutilement perdue;

les aides placés autour du malade pourraient en
être incommodés ; de plus, on pourrait déterminer
des accidents, dus à la détonation du mélange
d'éther et d'air, au contact d'un corps en ignition.

Pour ces raisons, on a dû songer de bonne
heure à l'invention d'appareils spéciaux d'inhalation.

Le premier dont on se soit servi est celui de
Morton. Il consiste en un flacon à deux tubulures
contenant des éponges : l'une des tubulures permet de verser l'éther dans le flacon et y laisse
arriver l'air ; l'autre donne passage à un tube de
verre que le malade place dans sa bouche ou dans
une de ses narines et par lequel il aspire les
vapeurs anesthésiques. Cet appareil n'était pas
d'une grande commodité et ne permettait pas, à
cause de l'étroitesse du tube, qu'une grande
quantité de vapeur arrivât dans les voies aériennes.

Divers auteurs se sont donc mis à la recherche
de nouveaux moyens : les uns, à l'exemple de
Cloquet, de Charrière et Lüer, ont utilisé des appareils qui permettaient de respirer l'éther seulement par la bouche ; les autres, tels que Ferrand
de Lyon, J. Roux de Toulon, et Charrière, en ont
imaginé au moyen desquels on respirait de l'éther
tout à la fois par la bouche et les fosses nasales ;
d'autres encore, et en particulier Doyère et Massiat,
s'étaient proposé surtout de donner à l'instrument
des dispositions qui permissent de doser la quantité du médicament.

Il nous est impossible de donner ici la description de tous ces appareils depuis longtemps dé-

modés. Pour ceux qui voudraient les étudier, nous renverrons au travail de E. F. Bouisson [1].

Parmi toutes ces inventions, deux seulement ont survécu, et d'abord celle qui consiste en un récipient de verre duquel part un long et gros tube de caoutchouc, terminé par une cuvette métallique dont la forme est calculée pour s'adapter assez hermétiquement à la bouche. Des soupapes placées dans l'intérieur du tube principal et dans un embranchement spécial sont destinées à laisser entrer l'air extérieur dans le flacon au moment de l'inspiration et à empêcher son retour dans le vase au moment de l'expiration. En outre, un robinet adapté à l'une des tubulures de ce récipient permet l'entrée de l'air en quantité plus ou moins grande, suivant qu'il est plus ou moins complètement ouvert, en même temps qu'il sert à verser le liquide.

L'autre invention est celle du *sac*, tel que l'avait imaginé d'abord Jules Roux; c'est un simple bonnet fait d'un tissu quelconque, doublé à sa face interne d'une vessie de porc, lavée et désinfectée, ou de toute autre étoffe imperméable. Dans le fond du sac, on place une éponge sur laquelle on verse l'éther. A l'union de ses deux tiers supérieurs avec son tiers inférieur, le sac est percé d'un orifice où s'engage une petite tubulure qui peut être à volonté obturée par un fosset. Cette tubulure a un double usage : elle sert à verser l'éther dans le sac sans l'éloigner du visage du

---

1. E. F. Bouisson, *Traité théorique et pratique de la méthode anesthésique appliquée à la chirurgie et aux différentes branches de l'art de guérir*, Paris, 1850.

patient, ou bien à laisser pénétrer de l'air de façon à diluer les vapeurs anesthésiques.

Charrière a fait construire de petits sacs de soie doublée d'une étoffe imperméable, et qui peuvent se replier de manière à occuper une très petite place et à être rendus portatifs. L'une des extrémités aboutit à un récipient; l'autre est terminée par un cercle métallique dont les contours s'adaptent assez exactement au nez et à la bouche.

Mayor de Lausanne, a proposé un autre mode d'administration qui dispense de tout appareil spécial, et que l'on connaît sous le nom de *procédé du voile*. Ce moyen consiste à placer sous le visage du malade un vase quelconque, assiette ou cuvette, qui contienne de l'éther, puis à renverser par-dessus le vase et la tête du malade une serviette ou un drap préalablement attaché autour du cou. Ce procédé a le grave inconvénient de ne pas laisser voir le visage et les troubles généraux qui se traduisent sur lui.

Lorsque les inhalations d'éther étaient généralement employées, on se servait de l'appareil de Charrière et Lüer, ou du dernier procédé, celui du voile.

Voici du reste comment on les emploie :

S'agit-il du récipient, on y verse de l'éther; puis, le malade étant couché ou assis, suivant les cas, on place sur sa bouche l'entonnoir terminal du tube. Les narines sont en outre maintenues fermées, soit avec une pince spéciale, soit avec les doigts d'un aide. On ouvre le robinet qui sert à faire passer l'air extérieur, afin que les premières inspirations n'attirent pas de vapeurs éthérées trop pures et irritantes, puis on engage le malade à respirer naturellement et sans grands efforts. Après deux ou trois minutes, et dès que les voies aériennes sont habituées au contact de l'éther, on ferme complètement le robinet, de telle sorte que l'éther inspiré ne soit plus mélangé avec une aussi grande quantité d'air. A la rigueur, on peut se passer de l'occlusion des narines, dont l'ouverture a même l'avantage de prévenir plus sûrement l'asphyxie; seulement, en agissant ainsi, l'éthérisation arrive beaucoup plus lentement.

S'agit-il du voile, il n'y a rien de bien particulier à indiquer : dans ce procédé comme dans l'autre, il est bon d'explorer le pouls, de pincer de temps en temps la peau, d'adresser quelques questions au malade, afin d'apprécier les progrès de l'éthérisation.

Les chirurgiens de Lyon, qui sont très fanatiques de l'éther, se servent, pour administrer cet anesthésique, d'une simple serviette roulée en forme de cornet. A l'extérieur de celle-ci on place un morceau d'un tissu imperméable, taffetas gommé ou mackintosh.

« Le professeur Ollier emploie souvent une simple blague à tabac en vessie de porc, un peu large, objet vulgaire qui se trouve facilement partout. Cet appareil, simple et peu coûteux, est jeté après chaque anesthésie, et n'a pas l'inconvénient des sacs à éther, plus complexes, qu'on fait servir dans les hôpitaux successivement à chaque malade[1]. »

Vallas nous dit que l'éther employé dans les services hospitaliers de Lyon est de l'éther absolu, anhydre, rectifié sur le sodium. C'est un liquide in-

---

1. Vallas, *De l'anesthésie par l'éther et de ses résultats dans la pratique des chirurgiens lyonnais* (*Revue de chirurgie*, Paris, 1893, p. 289).

colore, d'odeur vive, ayant une saveur brûlante, très mobile et très léger. Sa densité est de 0,736 à zéro. Il est très volatil et bout à 35°,5. Degré Beaumé, 66.

A Montpellier, c'est aussi à l'éther qu'on donne la préférence. On se sert du masque de Julliard, dont nous parlerons plus loin, ou de celui de Demaureix, qui ressemble à celui de Julliard ; il est à double cadre et permet de changer aisément la garniture de l'appareil.

En Suisse, c'est la méthode du sac qui est généralement mise en usage. Pour que les vapeurs

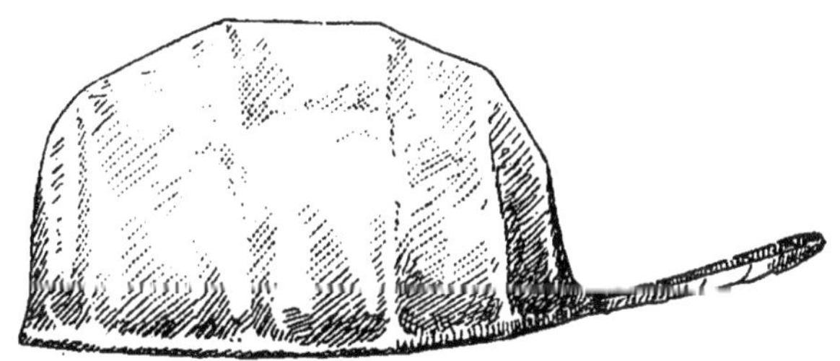

FIG. 15. — Masque à éther du professeur Julliard.

d'éther ne gênent ni le chirurgien, ni les assistants, on place sur la tête des malades une serviette préalablement trempée dans l'eau et bien exprimée.

Mais ce procédé empêche d'examiner les changements de coloration de la face du patient, d'observer l'état de sa pupille, de ses réflexes cornéens et palpébraux ; il nous paraît donc défectueux.

Le professeur Julliard de Genève se sert d'un masque qu'il a imaginé et qui est d'une exécution facile. Ce masque (fig. 15) a 15 centimètres de longueur, 12 centimètres de largeur et 15 centimètres de hauteur. C'est un squelette de fil de fer revêtu à l'extérieur d'un mackintosh ; à l'intérieur, il est doublé d'une épaisse couche de gaze hydrophile; au fond on place une rosace de flanelle. Cette couche intérieure reçoit l'éther; elle présente une surface d'évaporation de 700 centimètres carrés. D'après Julliard, tout masque à éther doit remplir les conditions suivantes :

« 1° Il faut qu'il soit revêtu à l'extérieur d'une étoffe imperméable. Sans cela, l'éther traversera les parois du masque et viendra s'évaporer au dehors;

« 2° Qu'il soit assez grand pour ne pas faire suffoquer le malade. Pour cela, il faut qu'il ait les dimensions et surtout une hauteur suffisantes[1]. »

Quant à nous, ce sont ces dimensions que nous critiquons; le volume du masque de Julliard empêche d'explorer la face du patient; « il y aurait avantage à construire un type pliant, se développant en deux valves, à la façon des capotes de voiture, ou de certains écrans de wagon[2] ».

D'après Turnbull, l'éther est l'anesthésique de beaucoup le plus employé en Angleterre[3]; c'était aussi l'avis de Rottenstein[4] et de Maurice Perrin[5]. Pourtant, dans certains hôpitaux de Londres, on donne parallèlement l'éther et le chloroforme.

En Allemagne, quelques chirurgiens, entre autres O. Kappeler[6] et Butter[7], préfèrent l'éther au

---

1. Julliard, *L'éther est-il préférable au chloroforme?* (Extr. de la *Revue médic. de la Suisse romande*, Genève, n° 2, février 1891, p. 39).

2. Forgue, *Éther ou chloroforme* (Extrait du *Nouveau Montpellier médical*, t. I, p. 7, 1892).

3. Turnbull, *Manual of anœsthetics agents*, 1890, p. 233.

4. Rottenstein, *loc. cit.*, p. 377.

5. Maurice Perrin, *Congrès de Bruxelles*, 1875, p. 148.

6. O. Kappeler, *Arch. f. klin. Chir.*, t. XL, p. 848, Berlin, 1890.

7. Butter, *ibid.* t. XL, p. 66, Berlin, 1890.

chloroforme dans la pratique chirurgicale. Ce dernier a trouvé qu'avec l'éther, l'insensibilité s'obtient plus facilement qu'avec le chloroforme, que tout danger d'une action sur le cœur est écarté, que les vomissements sont plus rares et le réveil beaucoup plus rapide.

Cette opinion est partagée par le docteur Rabatz de Vienne[1] et par le professeur Bruns de Tubingen.

Il y a deux méthodes pour administrer l'éther : la *méthode intensive, massive*, et la *méthode graduelle*.

La méthode intensive est pénible et dangereuse.

La méthode graduelle, au contraire, est plus sûre, plus prudente : c'est celle que nous recommanderons. Il suffira de faire aspirer au malade de faibles doses d'éther; en agissant ainsi, d'une façon continue, sans intermittences, on arrivera à éviter les accidents de syncope laryngo-réflexe et l'arrêt du cœur.

Le professeur Julliard[2] est partisan de l'éthérisation douce et graduelle par opposition à la méthode suffocante. Il conclut en disant que l'éther est moins dangereux que le chloroforme, qu'il produit l'anesthésie aussi complètement et aussi constamment. Les inconvénients de l'éther peuvent être évités par une bonne administration.

Pour les opérations de longue durée, Julliard fait toujours préalablement chez l'adulte une piqûre de morphine, jamais chez les enfants (1 centigramme chez les hommes, un demi-centigramme chez les femmes). Toutefois, la quantité

---

1. Rabatz de Vienne, *Corresp.-Blatt f. Schweiz. Aertze*, Bâle, 1889, p. 721.

2. Julliard, *Revue méd. de la Suisse romande*, t. XI, p. 81, Genève, févr. 1891.

d'éther nécessaire pour obtenir le sommeil ne peut
être diminuée qu'autant qu'on laisse le malade
dans la tranquillité la plus complète durant les vingt
minutes qui s'écoulent entre l'injection morphinée
et l'éthérisation. Un autre avantage de la morphine
est d'atténuer l'effet défavorable de l'éther sur les
voies respiratoires des emphysémateux.

Voici, d'après le professeur E. Forgue de
Montpellier, en dehors des préceptes généraux de
l'anesthésie, les points principaux de la technique
qu'il recommande pour éthériser les malades :

« Couvrez les yeux du malade d'un petit linge :
recommandez-lui de respirer largement, la bouche
bien ouverte, et avertissez-le qu'il va éprouver
une sensation d'étouffement qui durera quelques
secondes seulement : le patient ainsi prévenu ne
cherche pas à arracher immédiatement le masque.
Ne lui parlez plus désormais; abstenez-vous de
ces interrogations, de ces pincements, de ces sou-
lèvements de membres qui troublent le sommeil
commençant : conçoit-on qu'on se puisse endormir
dans ces conditions? Il faut que dans nos salles
opératoires on prenne l'habitude de l'ordre et du
silence; et le service discipliné de Terrier peut
servir d'exemple. Versez dans le masque environ
une cuillerée à soupe d'éther, en arrosant les plis
de flanelle : appliquez-le et retirez-le successivement à quatre ou cinq reprises avec des intervalles
de deux à trois secondes, en faisant surveiller le
pouls et la respiration. Puis « bloquez », c'est-à-
dire encadrez complètement la face : à ce moment,
le malade fait quelques efforts pour se dégager;
résistez et ne débloquez point avant deux ou trois

minutes. Au bout de ce temps, versez très rapidement une quantité d'éther égale à la moitié environ de la première dose; nous avons vu Julliard couvrir alors le masque et la tête d'une serviette destinée à contenir les vapeurs d'éther. Dans la plupart des cas, chez les femmes surtout, vous aurez ainsi obtenu, quelquefois même avant la seconde dose, un état de stupéfaction, d'analgésie pré-anesthésique qui peut être employé pour une intervention rapide : nous avons ainsi opéré récemment, dans cette « pré-anesthésie », une femme atteinte d'un kyste du maxillaire supérieur. Si cette période arrive avant la seconde dose, le second versement d'éther doit être moins abondant. Profitez de cet état pour pincer la langue et l'amener à une commissure. Chez le plus grand nombre des femmes, chez beaucoup d'hommes non alcooliques, la seconde ou la troisième dose ont produit l'anesthésie complète : il n'y a plus qu'à l'entretenir par de petites quantités — quart de grande cuillerée — versées quand l'opéré se remet à s'agiter; dans l'état d'anesthésie, le bloquement ne doit plus être hermétique; « écoutez » le malade respirer et, de temps en temps, surtout si la respiration est bruyante, écartez le masque à quelques centimètres; éloignez-le tout à fait quand le sommeil est profond, quand la respiration se ralentit, quand le pouls faiblit, quand il y a des râles trachéaux intenses ou une cyanose accentuée de la face; mais ne vous émouvez de ces deux derniers incidents que s'ils présentent un caractère accusé[1]. »

1. E. Forgue, *loc. cit.*, p. 8.

D'après E. Forgue[1], le réveil de l'éthérisé est, d'une façon générale, plus rapide et plus complet que celui du chloroformisé ; sans doute, il faut tenir compte ici de la dose employée, de la longueur de la séance opératoire ; mais l'auteur a vu cependant se réveiller promptement certains de ses opérés qui avaient inhalé plus de 200 grammes d'éther.

Inconvénients de l'éther. — L'éther a comme inconvénients :

1° La volatilité, qui rend un appareil, quelque simple qu'il soit, indispensable pour son administration ;

2° L'énorme quantité qu'il faut en absorber, puisqu'il est nécessaire d'en consommer de 100 à 200 grammes pour une opération moyenne ;

3° Le danger qui en résulte dans les opérations qui dépassent une heure et qui obligent de temps en temps à suspendre l'administration de l'anesthésique pour ne pas saturer l'économie ;

4° L'embrasement des vapeurs d'éther quand on se sert d'un thermo ou d'un galvanocautère, ou qu'on opère à proximité d'un foyer de combustion.

Enfin, le jeune âge des sujets serait une contre-indication à l'éthérisation à cause de l'action irritante que les vapeurs exercent sur la muqueuse des voies aériennes, et des complications qui pourraient en résulter du côté des organes respiratoires.

Il en est de même du mauvais état des voies respiratoires et du cœur du patient.

Malgré cela, si nous nous fions aux statistiques, l'éther ne donnerait qu'une mortalité de 1 sur

1. E. Forgue, *loc. cit.*, p. 10.

14 987 anesthésies, tandis que le chloroforme en donnerait une de 1 sur 3258 anesthésies[1].

Mode d'action. — L'éther, à doses modérées, agit comme un stimulant de la circulation ; mais, à doses élevées, il déprime l'action cardiaque, à un moindre degré cependant que la respiration.

La marche de l'éthérisation ne diffère pas absolument de celle des autres agents anesthésiques ; cependant, en général, l'éther agit plus lentement que le chloroforme. Suivant les individus, il y a une plus ou moins grande tolérance de l'éther.

Nous avons remarqué qu'avec l'éther les vomissements étaient plus fréquents qu'avec le chloroforme, et la période d'excitation plus considérable et plus longue.

Mais ces phénomènes ont besoin d'être analysés. Ainsi, au moment où l'inhalation de l'éther commence, le malade ressent quelques picotements dans la gorge et tousse ; ceci est dû à l'action irritante exercée par les vapeurs sur les voies respiratoires supérieures et au sentiment de suffocation provoqué par elles. Mais bientôt les voies aériennes s'accoutument peu à peu au contact des vapeurs irritantes ; ces premiers accidents cessent au bout de trois ou quatre minutes ; le malade commence à ressentir une sorte de bien-être qu'il exprime par des signes, ou bien la physionomie prend un air d'étonnement ; les yeux s'ouvrent largement, restent fixes, puis arrive souvent une grande excitation.

---

1. Julliard, *L'éther est-il préférable au chloroforme ?* (Extrait de la *Revue médicale de la Suisse romande*, Genève, février 1891, n° 2, p. 19).

Enfin, le malade ressent de la pesanteur de tête, des étourdissements, des tintements d'oreilles ; la vue s'obscurcit, les idées s'embarrassent, la sensibilité devient de plus en plus obtuse ; la peau est insensible aux pincements et aux tiraillements de tout genre ; enfin, le sommeil finit par être profond et accompagné de ronflements. On dit alors que l'anesthésie est complète.

Le temps nécessaire pour arriver à ce résultat est extrêmement variable : chez quelques sujets l'anesthésie vient assez rapidement, chez d'autres il faut attendre dix, douze et quelquefois vingt minutes.

L'excitation violente due à l'éthérisation se manifeste de la façon suivante chez les malades : leur face est rouge, vultueuse ; ils se débattent, cherchent à arracher le masque ou le sac placé à l'entrée de leurs voies respiratoires ; ils essayent de se lever, puis se calment ; d'autres, sans agitation aucune, ont une apnée véritable produite par un sentiment instinctif de défense ; si on ne les secoue pas, ils ont des mouvements respiratoires réduits au minimum, puis tout d'un coup de brusques inspirations rapides et saccadées. Il faut, dans ce cas, leur apprendre à respirer, en les rassurant doucement.

La succession de ces phénomènes permet de les rapporter à deux périodes distinctes : l'une d'*excitation*, pendant laquelle on voit surtout l'agitation ; l'autre de *sommeil*, pendant laquelle les malades sont calmes et insensibles : c'est la période *chirurgicale* de Maurice Perrin et Ludger Lallemand.

Si, au moment où la dernière période est obtenue, on continuait à faire respirer l'anesthésique, on arriverait, ainsi que l'ont observé sur les animaux les professeurs Longet, Flourens, etc., à suspendre les fonctions les plus importantes, celles de la respiration, de la circulation, et à causer la mort; c'est-à-dire que la période de sommeil pourrait être suivie d'une troisième période d'*anéantissement* ou de *stupeur*, comme l'a dit Jobert. Mais cette période serait tellement dangereuse que, pour la pratique, il est indispensable de s'en tenir à la seconde et de ne pas la dépasser.

Pendant les deux périodes d'excitation et de sommeil, il y a suspension des fonctions de la vie animale; si l'on arrivait, au contraire, à l'anéantissement, ce serait par une suspension des fonctions organiques.

Pour le professeur Dastre [1], l'éther expose moins que le chloroforme au péril des syncopes secondaires cardiaques qui sont dues à l'action directe des vapeurs anesthésiantes sur le bulbe.

Avec l'éther, le cœur se ralentit successivement parce que l'action excitante sur les noyaux bulbaires du vague est elle-même successive et graduée, et il faudrait prolonger l'inhalation exagérée d'éther pendant quatre ou cinq minutes pour produire la syncope fatale.

3° **Chloroforme.**

Le chloroforme fut découvert en 1831 par Soubeiran en France, et presque simultanément en

---

1. A. Dastre, *loc. cit.*, p. 148.

Allemagne par J. Liebig[1]. Mais ce ne fut qu'en 1847 que ses propriétés anesthésiques furent bien mises en lumière par Flourens et Simpson.

Le chloroforme est un liquide incolore, d'une odeur *sui generis* assez agréable, d'une saveur piquante et sucrée.

Il se prépare soit à l'aide du chlorure de chaux et de l'alcool, soit à l'aide du chloral.

Pour anesthésier un malade, il faut toujours se servir d'un chloroforme parfaitement pur. Aussi conseillons-nous de ne jamais user d'un chloroforme placé dans un flacon qui aura déjà été débouché ou dans un flacon dont le bouchon fermerait mal.

Il faut conserver le chloroforme dans un endroit frais, à la cave par exemple, et, pour éviter l'action des rayons lumineux qui pourraient le décomposer en donnant naissance à du chlore et à de l'acide chlorhydrique, on doit le placer dans des flacons ou dans des tubes colorés soit en noir, soit en jaune.

Le chloroforme qui est retiré directement du chloral est certainement le meilleur; c'est celui qu'emploient ordinairement Schræder de Berlin et Léopold de Dresde. Nous l'avons aussi souvent utilisé avec succès en nous servant de celui que nous préparent, avec le plus grand soin, certains pharmaciens de Paris.

Pour que le chloroforme soit jugé pur, il faut qu'il soit complètement incolore, limpide et neutre au papier de tournesol; il faut que son odeur soit uniforme, franche et agréable; qu'il

1. J. Regnauld, *Dict. encyclop. des sciences méd.*, Paris, 1874, t. XVI, p. 646.

s'évapore sans laisser de tache sur une feuille de papier blanc, et sans laisser après évaporation sur la compresse une forte odeur de chlore. Il doit bouillir à 60°,8 et avoir une densité de 1,48.

Dans le commerce, il est souvent rendu impur par la présence d'alcool et de matières organiques. Un chloroforme décomposé ou impur peut être la cause d'accidents de suffocation ; il est donc indispensable de se rendre compte de son état de pureté avant de s'en servir.

On reconnaît la présence du chlore et de l'acide chlorhydrique en versant le chloroforme dans une solution de nitrate d'argent : il se fait alors un précipité blanc de chlorure d'argent.

Pour reconnaître l'alcool, on agite le chloroforme avec de l'eau distillée, puis on laisse reposer ; le chloroforme va au fond du vase : s'il est laiteux au lieu d'être limpide, c'est qu'il renferme de l'alcool. S'enflamme-t-il au contact d'un corps incandescent, il renferme de l'éther ou de l'alcool.

Si, en présence d'un morceau de sodium, il y a action chimique et dégagement d'hydrogène, le chloroforme renferme de l'eau ou de l'alcool.

Le bichromate de potasse, acidulé avec quelques gouttes d'acide sulfurique, ne donne une coloration verte, tenant à la réduction de son acide, que si le chloroforme contient de l'alcool.

Le permanganate de potasse en solution alcaline est rouge ; or, si le chloroforme est impur, il réduit ce sel et la solution passe au vert. La réaction est instantanée lorsque les impuretés organiques sont en grande quantité ; elle est plus longue à se produire lorsqu'il y en a peu. Enfin,

lorsque le chloroforme est pur, la coloration
rouge est encore conservée après vingt et vingt-
quatre heures (procédé d'Yvon).

On reconnaît la présence des matières organiques en versant dans le chloroforme quelques
goultes d'acide sulfurique; le liquide se colore en
noir si ces matières y existent[1].

Le chloroforme de Duncan d'Édimbourg nous
a paru préférable à celui de nos hôpitaux; il a
l'inconvénient de s'évaporer plus vite que le chloroforme français; mais il possède comme avan-

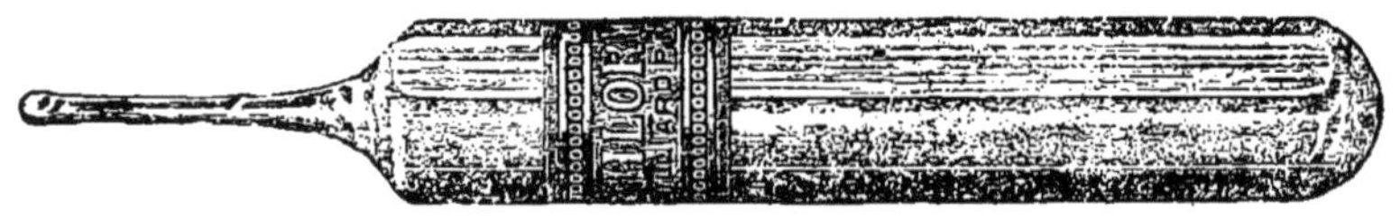

Fig. 16. — Tube coloré et fermé à la lampe, contenant le
chloroforme pur.

tage d'amoindrir la sécrétion salivaire qui gêne
souvent le malade dans le fonctionnement normal de sa respiration, et oblige celui qui donne
le chloroforme à lui déterger le fond de la gorge,
avec une éponge montée.

Pour conserver dans un état de pureté absolue
le chloroforme, nous avons fait faire par Sonnerat
des tubes de verre colorés en jaune et fermés à la
lampe, renfermant cet agent anesthésique (fig. 16).
Ces tubes ne nous servent qu'une fois, et nous
jetons ce qui peut rester au fond des tubes, car

---

1. Pour plus amples détails, voy. *Bull. de la Soc. de chirurgie
de Paris* (communications de Reynier, Just Lucas-Championnière,
F. Terrier, etc., séance du 24 juillet 1889), p. 618 à 625, et *Bull.
gén. de thérapeut.*, Paris, 30 juillet 1888, p. 85.

nous le considérons comme altéré; du reste, comme nous usons de très faibles quantités de chloroforme, ces tubes ne contiennent les uns que 10 grammes, les autres que 12 à 15 grammes de l'agent anesthésique.

Il suffit de briser l'extrémité effilée du tube au moment de s'en servir pour obtenir l'écoulement du chloroforme goutte à goutte.

Les tubes à chloroforme fabriqués par d'autres pharmaciens, tels qu'Adrian, Dumouthiers, etc., nous paraissent trop volumineux; il y aurait avantage à ce que contenant et contenu en soient diminués.

Purification du chloroforme. — Les modifications légères apportées au procédé du Codex, dans le but d'arriver à une purification absolue de ce produit, nous ont été fournies par Sonnerat.

I. — Agiter plusieurs fois par jour le chloroforme du commerce avec la moitié environ de son volume d'eau distillée. Au bout de quarante-huit heures, décanter, rejeter l'eau de lavage et renouveler cette opération une seconde fois.

Ce lavage du chloroforme doit être fait avec le plus grand soin, il a pour but de débarrasser le produit commercial de l'alcool, des acides et des impuretés solubles dans l'eau.

II. — Le chloroforme, séparé complètement, au moyen d'un entonnoir à robinet, de l'eau qui le surnage, est additionné, par kilogramme, de 30 grammes environ d'acide sulfurique pur. On le laissera en contact pendant quarante-huit heures, en ayant soin d'agiter le mélange, pendant deux minutes, toutes les deux heures environ. Renouveler ce traitement avec de l'acide nouveau toutes les quarante-huit heures, jusqu'à ce que le dernier acide reste *incolore*, après avoir été agité avec le chloroforme pendant une nouvelle période de quarante-huit heures.

Cette agitation répétée avec l'acide sulfurique débarrasse le chloroforme des matières organiques diverses et des produits chlorés qui le souillent.

III. — Quand on a bien constaté que l'acide sulfurique reste incolore, on décante le chloroforme et on l'additionne, par kilogramme, de 60 grammes d'une solution de soude caustique pure, ayant une densité de 1332 à 15 degrés centigrades, opération qui a pour but de saturer l'acide sulfurique que peut contenir le chloroforme, même après décantation. Bien agiter toutes les deux heures pendant vingt-quatre heures.

IV. — Au bout de ce temps, rejeter le liquide aqueux, *alcalin*, et le remplacer par 100 grammes d'huile d'amandes douces par kilogramme de chloroforme.

V. — Brasser fortement le mélange; filtrer et distiller au bain-marie.

VI. — Le produit distillé est pur, mais mélangé d'eau. Pour le déshydrater, le mettre en contact, pendant vingt-quatre heures, avec 5 pour 100 de chlorure de calcium fondu et concassé, en agitant de temps en temps; décanter; distiller au bain-marie et ne recueillir que les huit dixièmes du produit, en réservant, pour une autre purification, le premier et le dernier dixième qui passent à la distillation.

Récemment, on serait arrivé à purifier le chloroforme par un procédé très simple, par le froid;

le chloroforme ainsi purifié pourrait être employé sans danger.

C'est Raoul Pictet[1], ancien professeur de chimie à l'Université de Genève, actuellement établi à Berlin, qui a réalisé, industriellement, cette purification absolue du chloroforme en soumettant ce produit à un refroidissement variant entre 80 et 120 degrés, refroidissement obtenu par l'évaporation du protoxyde d'azote liquide.

A cette très basse température, le chloroforme se cristallise ; on élimine la partie qui reste liquide et qui renferme toutes les impuretés toxiques, constituées par un certain nombre de composés complexes de la série carbonée. Les cristaux de chloroforme, une fois soustraits au froid intense, se liquéfient ; on les additionne de 1 pour 100 d'alcool absolu, et ils constituent sous cette forme le chloroforme liquide. Celui-ci est incolore et possède l'odeur, plus affaiblie mais plus agréable, du chloroforme ordinaire.

Des expériences faites sur les animaux ont démontré que c'est bien la partie restant liquide sous l'influence du froid intense, qui contient les produits toxiques du chloroforme ordinaire.

Von Bergmann et Bardeleben, professeurs de chirurgie à la Faculté de médecine de Berlin, ont essayé ce chloroforme ainsi purifié dans leurs cliniques. A Paris, il est d'un usage courant depuis un an à l'hôpital Necker[2].

---

1. *Bulletin et mémoires de l'Académie des sciences de Paris*, séance du 23 mai 1892, p. 1245-1247.

2. E. Masse, *Bulletin* (*Gaz. hebdom. des sciences méd. de Bordeaux*, 12° année, n° 46, p. 46, 15 novembre 1891).

Mode d'administration du chloroforme. Choix du procédé. — Il y a quatre méthodes pour faire inspirer les vapeurs de chloroforme :

1° La *méthode des doses massives.* C'est la méthode sidérative, méthode ancienne, que nous croyons dangereuse, employée encore par quelques chirurgiens et en particulier par de Saint-Germain, chez l'enfant;

2° La *méthode des intermittences régulièrement calculées.* Elle consiste à verser du chloroforme à intervalles plus ou moins rapprochés, en faisant respirer au malade tantôt de l'air, tantôt du chloroforme;

3° La *troisième méthode, exposée par Sédillot,* consiste à sidérer le malade par de grandes doses de l'agent anesthésique, après lui avoir fait respirer au début à la fois de l'air et du chloroforme à des intervalles plus ou moins variés, en éloignant et en rapprochant de son visage la compresse imbibée de chloroforme. C'est la combinaison des deux premières méthodes.

L'anesthésie obtenue de cette façon est tout aussi incomplète et aussi dangereuse qu'avec les deux premiers procédés;

4° La *méthode à doses faibles et continues, sans intermittences,* en diminuant autant que possible l'entrée de l'air à travers la compresse. C'est la méthode la plus prudente, la plus sûre, celle qui permet de prolonger l'anesthésie complète aussi longtemps que l'on veut.

Nous éliminerons donc les trois premières méthodes, pour ne nous occuper que de la quatrième.

Cette méthode d'anesthésie chloroformique à

petites doses que nous employons habituellement nous a paru présenter de grands avantages; l'un de nous en a déjà exposé la technique[1].

Elle consiste à donner le chloroforme en petite quantité, d'une façon continue, sans intermittence autre que le temps de retourner la compresse sur laquelle on verse le chloroforme; elle diffère donc absolument des anciens procédés.

Historique du procédé. — Avant nous, Léon Labbé avait signalé pour la première fois cette méthode à l'Académie de médecine[2], puis Peyraud de Libourne[3] et P. Boncour[4] lui avaient consacré deux articles. Depuis cette époque, d'autres auteurs l'ont préconisée aussi bien en France qu'à l'étranger. Parmi eux, nous signalerons les docteurs Schwartz[5], Popescu[6], Cordero[7], Otto Zuckerkandl[8], Marcel Baudouin[9] et Brandt assistant à Hambourg[10].

1. M. Péraire, *Rev. de chirurgie*, Paris, 1889, p. 394 à 406.
2. L. Labbé, *Bull. de l'Acad. de méd.*, 2e série, t. X, p. 185, séance du 28 février, Paris, 1882.
3. Peyraud, *Journ. de méd. de Bordeaux*, 13 mai, p. 456; 20 mai, p. 469; 3 juin, p. 489; 1er juillet 1883, p. 513, et 13 avril 1884, p. 440.
4. P. Boncour, *France medicale*, 3, 6 et 8 décembre, Paris, 1887, p. 1713, 1725, 1738.
5. Schwartz, *Revue gén. de clin. et de thérapeut.*, Paris, 1889, nos 26, 27, 29, 30 et 32, p. 425, 437, 472, 489, 516.
6. Popescu, *Procedeus de chloroformisare in dose mici si continui;* in *Spitalul*, Bucharest, 31 janvier 1890, n° 2, p. 54, et thèse de Bucharest, 21 avril 1892, n° 280.
7. Cordero, *Gaceta medico de Mexico*, 1er avril 1890, n° 7, p. 121.
8. Otto Zuckerkandl, *Centr. f. Chir.*, n° 43, p. 833, Leipz., 24 octobre 1891.
9. Marcel Baudouin, *Gazette des hôpitaux*, Paris, 7 et 14 juin 1890, p. 593-603 et p 622-629.
10. Brandt, *Centralblatt für Chirurgie*, n° 47, Leipzig, 21 novembre 1891, p. 905.

Récemment, le docteur Nicaise[1] a bien indiqué qu'il se servait de la chloroformisation *goutte à goutte;* mais, comme il emploie aussi le masque et qu'à travers celui-ci il laisse entrer une quantité d'air suffisamment grande, son procédé nous paraît différent de celui que nous indiquons ici.

G. Royer[2] en a fait le sujet de sa thèse inaugurale.

Enfin Bremer a publié une statistique de mille observations prises suivant cette méthode à l'hôpital de Helsingfors[3].

Précautions à prendre avant et pendant l'anesthésie. — Avant d'anesthésier le malade, il faut lui éviter, à tout prix, les apprêts de l'opération. Dans ce but, le mieux est de l'endormir dans son lit et de le transporter ensuite tout endormi dans la salle d'opération.

Quelques chirurgiens, entre autres F. Terrier, ont même l'habitude de cacher aux malades le jour de leur opération; c'est ainsi qu'ils les surprennent un matin et commencent à les anesthésier en leur persuadant qu'ils vont simplement essayer sur eux le chloroforme, ou bien que cette anesthésie préalable est absolument nécessaire pour bien les examiner.

Quand le patient a suffisamment absorbé de vapeurs anesthésiques pour ne pas se rendre compte de ce qui se passe autour de lui, le chirurgien se fait remplacer par l'aide.

---

1. Nicaise, *Revue de chirurgie*, Paris, juillet 1892, p. 582.
2. G. Royer, thèse de Paris, 1892, n° 334.
3. Bremer, *Finska Laskaresalskapets Handlingar*, Helsingfors, octobre 1893.

Ce *modus faciendi* est excellent au point de vue moral, nous ne saurions trop le recommander : il permet au malade d'avoir toute la tranquillité d'esprit désirable au moment de l'anesthésie et de dormir convenablement pendant la nuit qui précède l'opération.

Pour transporter les malades sur le lit d'opération, on peut se servir soit d'un chariot roulant, soit d'une planchette munie de quatre poignées en fer, planchette qu'il est facile de glisser sous les malades et que deux aides peuvent aisément porter. Cette planchette peut être fabriquée à peu de frais par n'importe quel menuisier.

Même procédé pour remettre les malades dans leur lit, une fois l'opération terminée.

Comme l'a indiqué avec raison le professeur Gosselin, on doit ne jamais administrer le chloroforme à la suite d'un repas, car le trouble de la digestion et les vomissements peuvent contribuer à la suspension de la respiration et des mouvements cardiaques.

Bien entendu, avant de commencer l'anesthésie, on fera l'examen complet du malade (cœur, poumons, artères, etc.). Toutefois, cet examen n'a pas, et certains chirurgiens l'enseignent depuis longtemps (F. Terrier), toute l'importance qu'on lui accordait autrefois et que beaucoup lui accordent encore aujourd'hui. En effet, l'expérience nous a prouvé qu'on pouvait endormir sans danger, à l'aide du procédé que nous préconisons, la plupart des malades atteints de lésions cardiaques, artérielles ou pulmonaires[1]. Comme on peut le voir

1. Marcel Baudouin, *loc. cit.*

dans les observations que nous avons publiées[1], plusieurs de nos malades étaient, soit intoxiqués par l'alcool, par la nicotine ou la morphine, soit cardiaques, soit polysarciques; plusieurs avaient des affections rénales, quelques-uns étaient tuberculeux ou emphysémateux; les femmes, souvent très nerveuses ou emphysémateuses, ou gênées dans leur respiration par de la pleurésie, de la bronchite, des kystes ovariens ou de l'ascite. Nous avons même pu maintenir anesthésiées de la même façon pour de graves opérations des femmes enceintes et d'autres sur le point d'accoucher.

Avant de commencer l'anesthésie chloroformique, le chirurgien doit s'efforcer de tranquilliser ses opérés, leur parler doucement, leur expliquer qu'ils doivent respirer naturellement et sans efforts, qu'ils ne s'endormiront pas tout à coup, qu'il faut pour ce résultat un temps assez long (Sédillot). Il doit les engager à se laisser aller sans s'agiter, et surtout à ne pas causer.

Mais ce n'est pas seulement du malade que le chirurgien doit exiger le silence; c'est aussi de ses aides, de son entourage; ce silence nous paraît indispensable, et P. Boncour a eu parfaitement raison d'y insister[2]. En effet, faire causer le malade, ou le faire compter, c'est tenir son attention en éveil, c'est retarder son anesthésie.

Ce précepte est absolument contraire aux recommandations exposées autrefois par les chirurgiens, qui avaient l'habitude de discourir longuement et

1. M. Péraire, *loc. cit.*
2. P. Boncour, *loc. cit.*

d'exiger des réponses du malade dans le but de le faire respirer.

Ceci fait, le chirurgien doit visiter la bouche du patient et s'informer s'il n'a pas de fausses dents, afin d'éviter des accidents par la chute de celles-ci dans le pharynx, accident trop souvent signalé.

La *position à donner au malade* a de l'importance : c'est le décubitus dorsal qui doit être choisi, la tête plus basse ou du moins aussi basse, que les jambes et le tronc. Chassaignac, A. Nélaton, etc., ont bien insisté sur ce point, la position assise et même demi-assise pouvant déterminer des syncopes. On doit veiller aussi à ce que la poitrine et l'abdomen ne soient pas comprimés par des vêtements pour ne pas gêner la libre expansion pulmonaire.

Les mains du malade doivent être confiées à deux aides, ou, si l'on manque d'aides, attachées au lit pour l'empêcher de se débattre ; ses jambes doivent être solidement maintenues.

Le chloroformiseur doit se placer derrière la tête du malade. De cette façon il ne gêne en rien l'opérateur, il n'est pas gêné lui-même et il peut attentivement surveiller son malade, *en se désintéressant complètement de l'opération et de ce qui se passe autour de lui.*

Choix des objets nécessaires à l'anesthésie. — Pour administrer le chloroforme, on s'est servi d'un certain nombre d'appareils actuellement abandonnés ; mentionnons celui de Charrière et Lüer, fréquemment utilisé autrefois.

On a employé aussi les cornets et les masques. Tel est le cornet de A. Raynaud et Charrière, fait soit en carton, soit en toile métallique doublée de laine et présentant dans son intérieur une sorte de diaphragme B, de même étoffe, destiné à être imbibé de chloroforme (fig. 17).

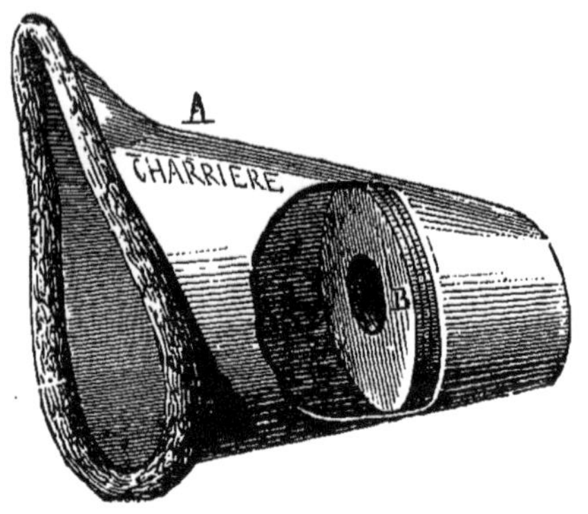

FIG. 17. — Appareil de Raynaud et Charrière.

Le professeur L. Le Fort avait imaginé une sorte de boîte en maillechort, percée de deux trous et présentant sur sa paroi supérieure un ressort en fer à cheval permettant de fixer quelques rondelles de linge sur lesquelle on versait le chloroforme (fig. 18).

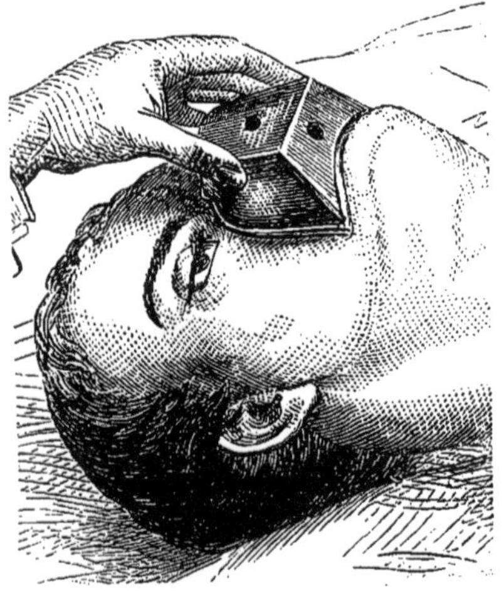

FIG. 18. — Appareil du professeur Léon Le Fort.

Le professeur F. Guyon avait fait construire par Collin une sorte de cadre en fil métallique, présentant à sa partie supérieure, au-dessus du point qui correspond à la racine du nez, un véritable ressort dans lequel on engage la compresse servant à l'anesthésie (fig. 19). Ces appareils sont utilisés par quelques

chirurgiens, entre autres J. Lucas-Championnière.
Le masque de Nicaise est analogue à l'appareil

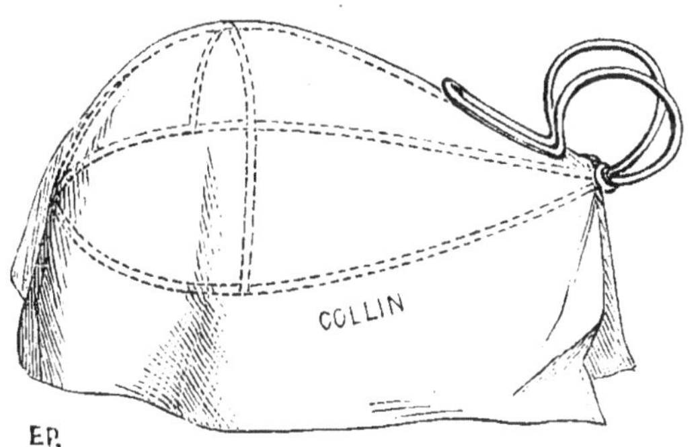

Fig. 19. — Appareil du professeur Guyon.

du professeur F. Guyon; il est formé de fils de
maillechort et est recouvert de flanelle (fig. 20

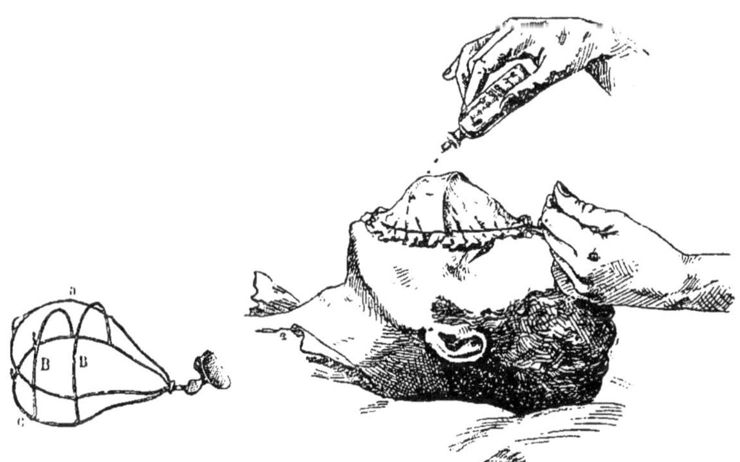

Fig. 20. — Masque   Fig. 21. — Masque de Nicaise. Moyen de
de Nicaise.   s'en servir.

et 21). Celle-ci devant être changée fréquemment,
pour chaque malade, présente un dispositif facili-
tant ce changement.

Un cadre mobile (*a*) fixe la flanelle sur les supports (B, B), qu'il maintient au moyen de petites encoches (*c*) correspondant aux deux supports. Ceux-ci peuvent s'abaisser, de façon à diminuer le volume de l'appareil, quand on ne s'en sert pas.

A l'hôpital Saint-Louis, Péan employait, il y a peu de temps encore, un appareil assez ingénieux, bien que compliqué, imaginé par R. Dubois de Lyon, et qui permettait de se servir des mélanges titrés d'air et de chloroforme recommandés par Paul Bert. Comme cet appareil est loin d'être portatif, il est difficile de l'utiliser dans la pratique chirurgicale courante. Nous ne ferons que le signaler.

En Angleterre, on se servait autrefois de l'appareil de F. E. Junker[1] ; on l'a remplacé par celui de Krohne et Sesemann qui est d'un emploi fréquent.

Appareil de Krohne et Sesemann. — Cet appareil peut être utilisé aussi bien pour l'éther que pour le chloroforme (fig. 22).

Il se compose d'une bouteille graduée présentant deux orifices à travers lesquels passent deux tubes ; le plus gros de ces tubes est relié à une soufflerie de Richardson, et le second à un tube de caoutchouc aboutissant à un masque ou à un cornet. Le masque est en caoutchouc vulcanisé ; le cornet est formé d'une carcasse métallique recouverte de flanelle.

---

1. F. E. Junker, *Description of a new apparatus for administering narcotic vapours* (*Med. Times and Gaz.*, Lond., 30 nov. 1867, vol. II, p. 590 ; *ibid.*, 15 février 1868, vol. I, p. 171).

La bouteille ou récipient du fluide anesthésique est couverte en partie de cuir. Sa partie inférieure est graduée pour 8 drachmes.

Le masque ou le cornet qui recouvrent le nez et la bouche sont pourvus d'un indicateur de respiration qui donne au praticien l'état exact de la respiration du patient. Cet indicateur est formé par une simple plume de poulet ou de coq, fixée

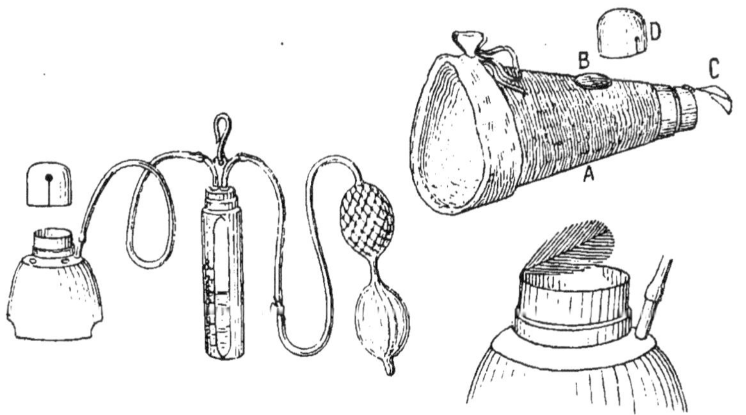

Fig. 22. — Appareil de Krohne et Scsemann.

à l'orifice supérieur du masque ou du cornet ; il se soulève et s'abaisse à chaque inspiration ou expiration du patient (fig. 22). On sait de cette manière si le malade respire ou ne respire pas. Le cornet est utilisé pour l'éther et le masque pour le chloroforme.

Un robinet interposé entre les soufflets et la bouteille facilite l'introduction de l'air à travers l'éther ou le chloroforme et régularise la force de la vapeur.

Ce mode d'anesthésie comprend plusieurs points importants :

1° Le malade ne respire que de l'air imprégné de vapeurs narcotiques fraîches projetées sur le masque par chaque compression du soufflet. Ces vapeurs pénètrent dans les poumons et s'échappent ensuite à travers l'indicateur de la respiration.

2° L'opérateur peut se rendre exactement compte de la quantité d'anesthésique employée.

3° L'indicateur de respiration permet de laisser couverts la poitrine et l'abdomen.

4° Cet appareil permet d'employer une très petite quantité de chloroforme ou d'éther.

Les avantages de cet appareil consistent en l'addition du robinet, de l'indicateur de respiration et l'abolition des soupapes. Plus le robinet est tourné, moins l'air passe à travers le fluide anesthésique et par conséquent moins la vapeur pénètre dans le masque.

L'indicateur de respiration peut s'appliquer à tous les inhalateurs anesthésiques.

Voyons le mode d'emploi de l'appareil :

1° Remplir la bouteille de 4 à 7 drachmes de chloroforme ou d'éther, selon la durée de l'opération ;

2° Bien fermer la bouteille avec le bouchon et la suspendre au premier bouton de l'habit ;

3° Éloigner le couvercle protecteur de l'indicateur de la respiration ;

4° Faire quelques compressions du soufflet avant d'appliquer le masque pour que la vapeur puisse s'échapper dans l'air, afin d'être certain que le soufflet est attaché au long tube dans la bouteille, et pour débarrasser les tubes de l'air qui a pu y rester depuis l'emploi précédent ;

5° Régulariser le robinet, en le tournant en partie, de manière qu'un courant d'air se produise en agissant sur le soufflet au taux de vingt ou trente pleines compressions par minute. Pour des adultes faibles ou des enfants, le robinet sera encore plus tourné, pour laisser passer moins d'air dans la bouteille ;

6° Tenir le masque d'abord à deux ou trois pouces et l'approcher graduellement de la figure, à mesure que le malade a moins peur, et couvrir légèrement la bouche et le nez, une fois que la respiration du malade peut être observée par les mouvements correspondants de l'indicateur ;

7° Comprimer le soufflet doucement d'abord, afin que peu de vapeur entre dans le masque au commencement de l'opération, et graduellement accroître la quantité et le nombre des compressions, selon les circonstances, jusqu'à complète anesthésie ;

8° Quand l'anesthésie complète est obtenue, on la maintient en diminuant le nombre des compressions et en les réduisant graduellement jusqu'à la fin de l'opération.

Administration du chloroforme par le procédé des doses faibles et continues. Compresse collée contre le visage. Vaseline. — Quant à nous, ayant reconnu l'inutilité de tous les appareils compliqués, nous donnons la préférence à la *simple compresse* pliée en plusieurs doubles ou bien à deux mouchoirs suffisamment épais.

C'est alors que nous conseillons d'user de faibles doses de chloroforme, c'est-à-dire de trois à quatre gouttes versées chaque fois, de façon à tenir le malade endormi pendant une heure avec 15, 20 à 25 grammes au plus de chloroforme. Les quatre à cinq gouttes de chloroforme évaporées, on en verse de nouvelles sur la compresse très rapidement retournée ; de cette façon, il n'y a aucune intermittence dans la chloroformisation. On empêche ainsi le malade d'absorber de l'air, grâce à cette rapidité d'exécution et aussi en maintenant la compresse plaquée sur son nez et sa bouche.

La *compresse* sur laquelle on verse le chloroforme ne doit pas *flotter* sur les narines et la bouche du malade ; il faut, avons-nous dit, la *coller* exactement contre ces orifices à l'aide des deux mains superposées sur la figure du patient. De cette façon, *on restreint autant que possible l'entrée de l'air à travers la compresse* et l'anesthésie se pratique très facilement.

Pour être plus sûr que l'air ne pénètre pas, il nous est même fréquemment arrivé de placer au niveau du bord inférieur de la compresse une serviette pliée en plusieurs doubles.

La compresse employée ne doit pas être trop grande ; il faut qu'elle laisse à nu les yeux et les joues, dont on a à surveiller les changements de coloration pendant toute la durée de l'anesthésie.

Pour les opérations sur la face, la bouche, le larynx et la trachée, F. Terrier et Quénu ont l'habitude de faire stériliser les compresses servant au moment de l'anesthésie ; c'est là une bonne mesure de précaution, sur laquelle Baudouin a insisté[1]

---

1. Baudouin, *loc. cit.*

avec raison. De cette façon on a une cause de moins d'inoculation pour la plaie qui, dans ces cas, est forcément en contact avec la compresse. Il suffit que ces compresses stérilisées soient sèches au moment de s'en servir.

Pour empêcher le nez et les lèvres des malades d'être brûlés par le chloroforme, il est bon de les enduire de *vaseline*.

Grâce à cette véritable méthode dosimétrique, le malade n'est point suffoqué par la faible quantité de l'agent anesthésique ; il s'y habitue doucement ; il n'a généralement pas de période d'excitation, pas d'agitation ou d'hyperesthésie ; il est rare qu'il survienne des vomissements.

On doit maintenir cette anesthésie toujours dans le même état, sans la diminuer et sans l'augmenter.

Nous avons remarqué que sur 20 grammes de chloroforme, il nous fallait 7 à 8 grammes au plus pour obtenir tout d'abord l'insensibilité ; les 10 à 12 autres grammes servent à entretenir l'anesthésie ; c'est la *ration de réserve*. Comme Baudouin[1], nous dirons que c'est là tout le secret des anesthésies obtenues et maintenues avec des doses *très minimes* de chloroforme. Il suffit de ne jamais permettre à l'anesthésié de se réveiller, et, le sommeil une fois établi, de ne laisser pénétrer que le moins d'air possible, en dépensant très peu de chloroforme.

Flacons compte-gouttes. — α. *Flacon à robinet de Budin.* — Pour verser le chloroforme sur la com-

____

1. Baudouin, *loc. cit.*

presse, on a imaginé un certain nombre de flacons : les uns, comme celui de Budin, munis d'un robinet à levier qu'un seul doigt peut ouvrir ou fermer à volonté ; les autres à deux tubulures ; les autres enfin simplement fermés par un bouchon stilli-goutte.

Ces flacons doivent être autant que possible gradués, afin de se rendre compte de la quantité de chloroforme dont on s'est servi. Il faut savoir cependant qu'on perd toujours une certaine quantité de chloroforme en le versant sur la compresse, de sorte que la graduation des flacons ne donne qu'un renseignement très approximatif. On sait combien de chloroforme était contenu dans les flacons ; mais on ne sait que par à peu près la quantité qui a pénétré dans les voies respiratoires.

β. *Flacon compte-gouttes d'Adrian.* — Adrian a imaginé un *flacon compte-gouttes* bouché à l'émeri ; sa forme est telle qu'il ne puisse être renversé. Le bouchon étant dans la position que représente la figure 23, lorsqu'on penche le flacon, le chloroforme s'écoule en gouttes dont on

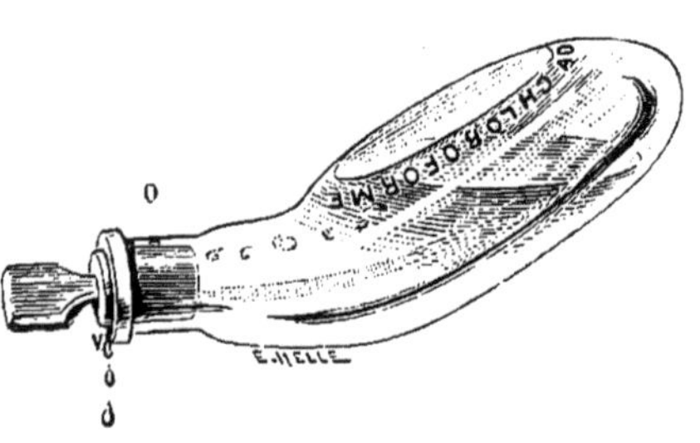

FIG. 23. — Flacon compte-gouttes Adrian.

peut modifier la grosseur en tournant plus ou moins le bouchon. Le goulot est percé d'un orifice correspondant à une rainure creusée dans le bouchon ; cette disposition assure la rentrée de l'air. L'écoulement du chloroforme s'effectue avec une grande régularité, car, en tournant le bouchon pour régler la grosseur des gouttes, on fait varier simultanément et proportionnellement l'orifice de sortie du liquide et celui de rentrée d'air.

Ce flacon a l'inconvénient de ne pas être gradué.

γ. *Tube à robinet de Vicario.* — Le tube à anesthésiques imaginé par Vicario (fig. 24) est un tube cylindrique gradué, fermé d'un côté et terminé

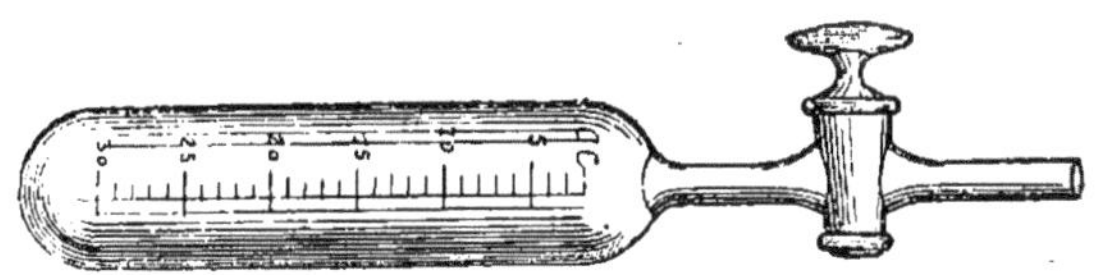

Fig. 24. — Tube à robinet de Vicario.

par un robinet à son autre extrémité. Il permet d'avoir le chloroforme pur et inaltérable.

En effet, il est démontré actuellement que l'air, surtout en présence de la lumière, est la cause unique de l'altération du chloroforme en vase clos. Vicario prépare d'abord du chloroforme chimiquement pur et l'introduit dans le tube figuré ci-dessus identiquement comme s'il s'agissait d'un thermomètre. Le robinet est bien fermé et au besoin paraffiné; le chloroforme n'est pas au contact de l'air et ne peut, par conséquent, s'altérer. Au moment de donner le chloroforme, il suffit d'ouvrir le robinet pour laisser écouler le contenu.

Quand l'opération est terminée et dans le cas où le chirurgien tient à ne pas perdre le chloroforme restant, il lui suffit de porter le tube (avec son robinet ouvert) au-dessus de la flamme d'une bougie. Le chloroforme bout et entraîne l'air qui a pénétré pendant l'opération ; après une minute d'ébullition, le tube est fermé et le chloroforme peut être ainsi conservé.

La seule précaution consiste à fermer le robinet quand le liquide est en ébullition afin d'éviter la rentrée de l'air par refroidissement.

δ. *Tubes fermés à la lampe.* — Quant à nous, ainsi que nous l'avons déjà dit, nous usons d'habitude tantôt du tube à robinet de Vicario, tantôt de tubes fermés à la lampe sur lesquels nous avons appelé déjà l'attention (p. 107).

Pour s'en servir, il suffit de briser l'extrémité effilée du tube ; on obtient ainsi l'écoulement goutte à goutte du chloroforme sur la compresse.

Il faut éviter, autant que possible, de commencer l'opération *avant que le malade soit tout à fait anesthésié,* et comme avec ce mode d'administration du chloroforme, il faut quinze, vingt et quelquefois vingt-cinq minutes chez les sujets nerveux, alcooliques ou loquaces, pour que l'anesthésie soit complète, le chirurgien devra se munir d'autant de patience que le chloroformiseur.

Nous avons en effet souvent remarqué que l'on éprouve beaucoup plus de difficulté à maintenir le sujet complètement anesthésié pendant toute la durée de l'opération, lorsque le chirurgien, trop impatient, a eu la mauvaise idée de donner le premier coup de bistouri, pendant que le malade conservait encore de la sensibilité ; de plus, on peut produire ainsi une syncope mortelle. C'est un point sur lequel les auteurs ont suffisamment insisté, le pneumogastrique étant, d'après Fr. Franck, plus excitable au début de l'anesthésie, et par suite les accidents mortels plus à redouter.

Pour régulariser la respiration du malade, et empêcher que sa langue, tombant en arrière par

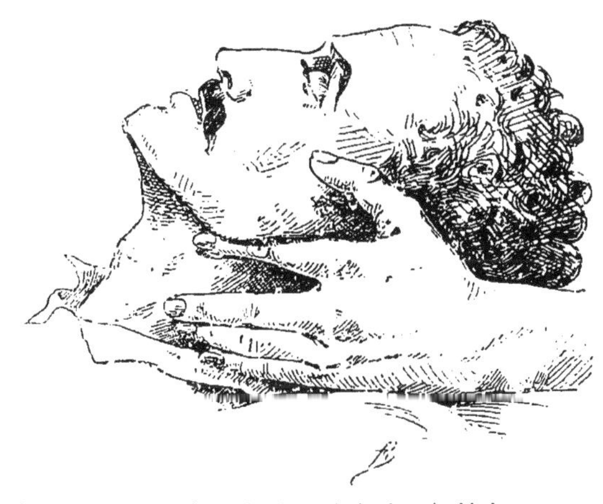

Fig. 25. — Propulsion de la mâchoire inférieure en avant.

son propre poids, ne vienne boucher l'entrée du larynx, on doit projeter en avant et en haut son maxillaire inférieur au moyen des deux mains placées sous son menton (fig. 25), ou bien saisir la langue du malade avec une pince à griffes.

Pinces tire-langue. — Les *pinces tire-langue à griffes* les plus fréquemment employées sont, soit celle de J. Lucas-Championnière, soit celle de P. Berger (fig. 26) ; celle-ci, moins longue que celle de J. L.-Championnière et par conséquent plus portative, a les dimensions d'une pince à forcipressure ordinaire. L'une des branches est armée de deux pointes fines, qui se dissimulent, quand la pince est fermée, dans des orifices creusés à l'extrémité massive de la branche opposée. Mais

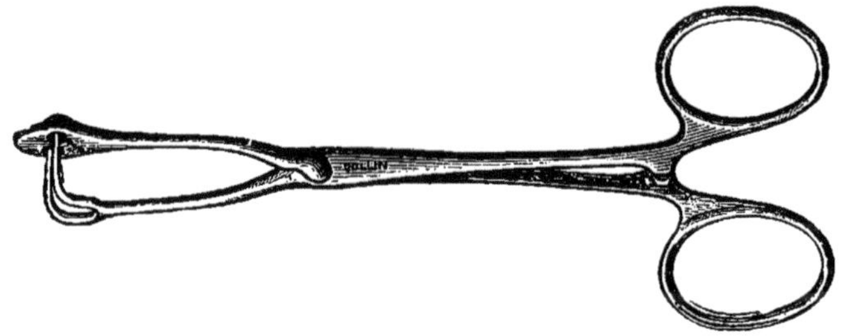

FIG. 26. — Pince tire-langue de Paul Berger.

comme les orifices de cette pince sont difficiles à nettoyer, nous les avons fait remplacer par deux gouttières latérales dans lesquelles s'engagent les pointes de l'autre branche.

On a abandonné complètement l'ancienne pince

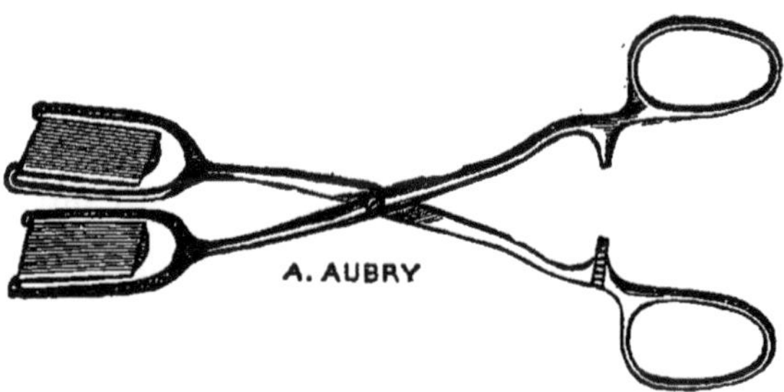

FIG. 27. — Ancienne pince de Nicaise modifiée par Aubry.

à langue de Nicaise dont les mors étaient formés d'une mince plaque d'acier recouverte de liège, le tout enveloppé de peau de daim : elle était trop volumineuse, de plus l'enveloppe de peau devait être changée pour chaque malade (fig. 27). D'ailleurs, Nicaise l'a heureusement remplacée par

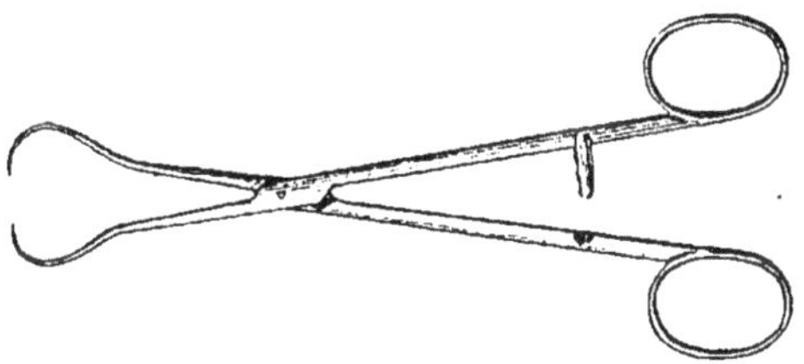

FIG. 28. — Nouvelle pince de Nicaise.

une sorte de pince de Museux à un seul crochet (fig. 28).

Mais, quelle que soit la pince tire-langue dont on se servira, il est bon de la maintenir aseptique, soit en la faisant bouillir, soit en la stérilisant à l'étuve sèche.

Les *éponges* servant à déterger le fond de la gorge doivent être aussi aseptisées ; on les montera soit à l'extrémité de tiges en bois, préalablement bouillies, soit mieux, à l'extrémité de pinces à forcipressure un peu longues.

Ouvre-bouche. — Il arrive quelquefois que la

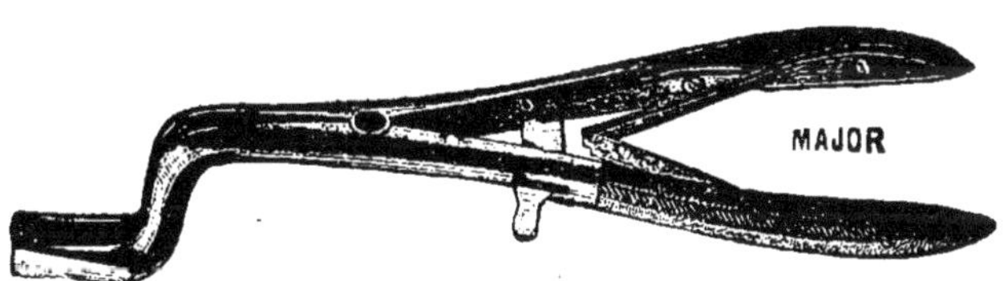

FIG. 29. — Ouvre-bouche de Roser.

bouche des malades est difficile à ouvrir par suite

de la contraction des masséters. Il faut alors leur desserrer les dents soit avec le manche d'une cuillère, soit mieux avec l'instrument suivant (fig. 29)

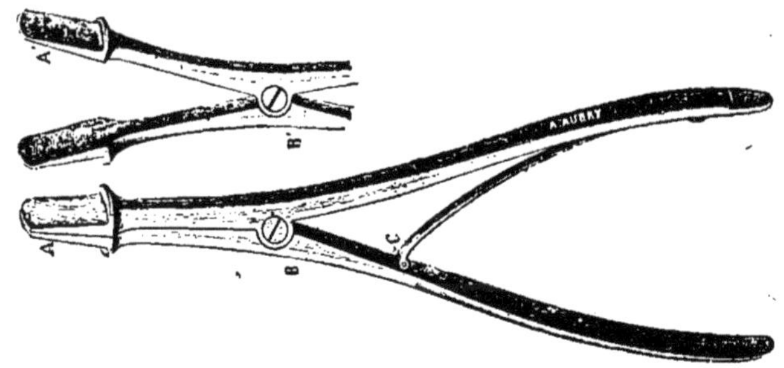

FIG. 30. — Ouvre-bouche de H. Bourbon.

construit par Aubry sur les indications de Roser, et qu'il suffit d'introduire dans la bouche; soit

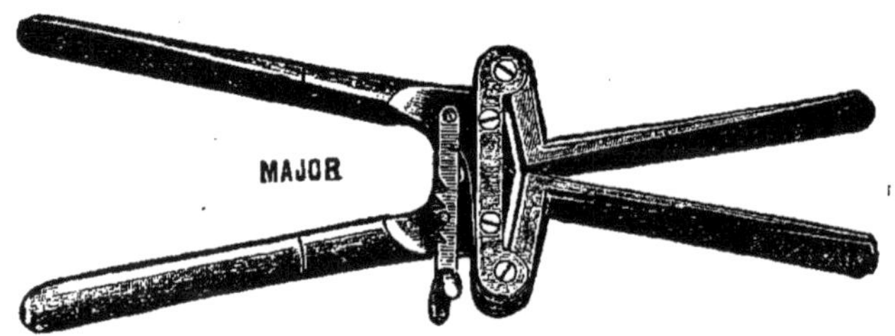

FIG. 31. — Ouvre-bouche de Thurrieg.

enfin avec ceux de H. Bourbon (fig. 30), ou de Thurrieg (fig. 31).

Nous trouvons ces ouvre-bouches un peu volumineux, un peu lourds, et à cause de cela difficilement portatifs; l'un de nous préfère de beaucoup celui que construit en ce moment Major.

Presque entièrement en aluminium, son mérite est d'être léger; ses mors sont petits, mais suffisent malgré cela à l'écartement des mâchoires. Une vis facile à faire manœuvrer permet de maintenir cet écartement.

Tous ces appareils présentent des mors recouverts d'étain; de cette façon il n'y a aucun danger de briser les dents du patient.

Table à anesthésie. — Afin d'avoir tout sous la main pour l'anesthésie chloroformique, nous avons fait construire par Herbet une table à trois étagères qui nous paraît assez commode.

« Cette table (fig. 32), utilisée à l'hôpital Bichat, est en fer creux et en tôle recouverts d'une couche de peinture blanche vernissée, facile à nettoyer : sur la première étagère on place un plateau de fer-blanc ou de nickel à trois compartiments. L'un des compartiments est destiné à la pince à langue, à l'ouvre-bouche et aux éponges montées. Le second est rempli de compresses sur lesquelles on versera le chloroforme; et le troisième contient les flacons ou les tubes *colorés* de chloroforme, flacons ou tubes hermétiquement bouchés et ne devant être ouverts qu'au moment où l'on commencera l'anesthésie du malade.

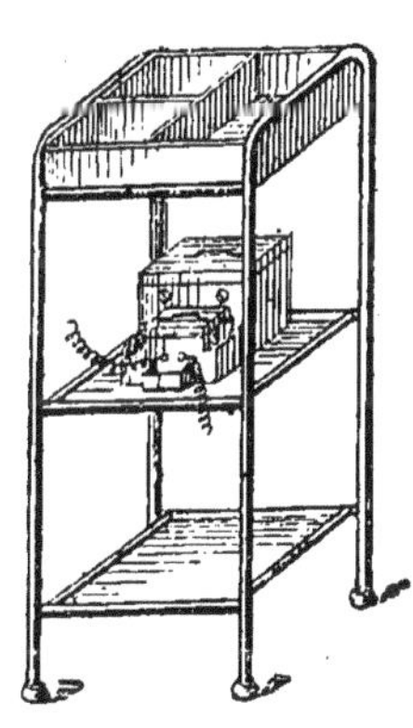

Fig. 32. — Table destinée à recevoir les objets nécessaires à l'anesthésie chloroformique.

Sur l'étagère moyenne, on place la pile électrique qui devra servir en cas d'accident.

Et, enfin, sur l'étagère inférieure, on peut mettre

un broc plein d'eau chaude, quelques serviettes et un marteau de Mayor.

« L'aide chargé de l'anesthésie chloroformique place la table à côté de lui et a ainsi tous les accessoires propres à un bon chloroformisateur. Elle nous paraît destinée à combler une lacune : car rien n'est plus pénible que de voir, au moment où l'on va commencer l'anesthésie, les infirmiers et les infirmières courir d'une salle à l'autre à la recherche du chloroforme ou de la pince à langue ou des éponges montées; et, en cas d'accident, demander dans les services voisins de l'eau chaude, un marteau ou une pile électrique absolument introuvables[1]. »

Conduite à tenir et phénomènes à surveiller durant l'anesthésie. — On ne doit se fier qu'à soi-même pour surveiller son malade; il faut avoir continuellement l'œil sur lui, ne pas se laisser distraire par ce qui se passe autour de soi; explorer sa physionomie, les changements de coloration de sa face, se rendre compte si elle bleuit ou pâlit brusquement.

Quand la face garde sa coloration normale, tout va bien; si elle prend une teinte violette, on doit redouter l'asphyxie; si elle pâlit, si les lèvres se décolorent, il faut craindre la syncope toxique.

Il faut savoir qu'au début de l'anesthésie, le malade ne sachant comment respirer fait souvent des inspirations trop profondes ou trop courtes,

1. M. Péraire, *Progrès médical*, Paris, 2 mai 1891, 19° année, 2° série, t. XIII, n° 18, p. 373.

ou bien oublie de respirer. Le chirurgien doit alors calmer l'émotion du malade, lui recommander de respirer comme à l'état normal; au bout de peu de temps la respiration ne tarde pas à se régulariser.

Il faut *surtout écouter continuellement respirer* son malade. Quand la respiration est trop faible pour être entendue à distance, il faut coller son oreille près de la compresse; ou bien, grâce à un affinement des sens facile à acquérir, sentir sous ses doigts le malade *souffler* sur la compresse pendant toute la durée de l'anesthésie.

Cette *surveillance de tous les instants* est de la plus haute importance; elle évitera bien des accidents imputés, souvent bien à tort, à la plus ou moins grande pureté du chloroforme, ou à l'état des artères ou du cœur de l'opéré.

Dans la grande majorité des cas, l'arrêt de la respiration devance l'arrêt des battements cardiaques, ce qui est conforme d'ailleurs aux résultats des expériences faites sur les animaux. «*Cor primum vivens ultimum moriens,*» comme l'avait dit Haller. La Commission d'Hyderabad[1], s'appuyant sur plus de cinq cents expériences, a prouvé la justesse de cette assertion.

Le pouls peut ne pas être exploré; en effet celui-ci, continuant à battre lorsque la respiration s'est

---

1. Turnbull, *Deaths from chloroform and ether since the Hyderabad commission with conclusions* (*Journ. americ. med. Assoc.*, Chicago, 15 août 1891, vol. XVII, p. 236-245, n° 7). — Lewis (E.), Schore, *Remarks on the effect of chloroform on the respiratory centre, the vaso-motor centre, and the heart* (*Brit. med. Journ.*, London, 21 novembre 1891, vol. II, p. 1089).

complètement arrêtée, ne fournira que des données absolument insuffisantes; il n'indiquera l'accident qu'après que celui-ci se sera produit.

Mais dans les cas où l'on voudrait absolument explorer le pouls, pourquoi, comme le conseille avec raison Nicaise, ne pas prendre celui de la temporale, exploration que peut faire l'anesthésiste lui-même, sans attendre les observations fournies par un aide trop souvent distrait?

Signes permettant de reconnaître le degré d'anesthésie. — Le *réflexe palpébral* a été bien étudié par J. Lister, Sabarth et P. Berger. Lorsque l'anesthésie est complète, au dire de ces auteurs, l'attouchement très léger, avec la pulpe du doigt, de la conjonctive et de la cornée n'amène pas la contraction de l'orbiculaire des paupières.

Cette assertion est vraie dans un certain nombre de cas, ainsi que nous l'avons bien des fois constaté; mais il nous est arrivé souvent d'avoir une anesthésie complète avec persistance de la contraction de l'orbiculaire.

L'insensibilité de la cornée ne suffit pas non plus à indiquer que l'anesthésie est parfaite.

Ainsi, nous avons remarqué que certains malades conservaient de la sensibilité cornéenne, tout en étant parfaitement anesthésiés. Chez d'autres, au contraire, en particulier les névropathes et les alcooliques, l'anesthésie générale était incomplète et pourtant il y avait anesthésie de la cornée.

D'après H. Duret[1], et nous avons souvent eu

1. H. Duret, *loc. cit.*, p. 37.

l'occasion de le constater, les *oscillations des globes oculaires*, le *nystagmus chloroformique*, appartiennent aux premières périodes de l'anesthésie. D'abord, les globes se dirigent en haut, un peu divergents, et se cachent sous la paupière supérieure, comme dans le sommeil physiologique. Si l'on soulève la paupière, et que, par ce moyen, on provoque une légère excitation lumineuse, ils exécutent quelques mouvements de rotation de droite et de gauche et sur leur axe antéro-postérieur, comme dans le nystagmus d'origine centrale.

Un signe important de *narcose profonde* consiste dans le retour des yeux à l'horizontalité, et dans un curieux phénomène étudié par Charles Mercier[1] et Francis Warner[2] : la perte des mouvements associés. Pendant qu'un des deux globes reste horizontal, l'autre se meut en différents sens, en haut, en bas, en dedans ou en dehors ; quelquefois les deux yeux se déplacent en sens inverse.

Pour ce qui a trait à la *pupille*, des recherches ont été faites par M. Perrin, Vulpian et Carville ; mais c'est Coyne et Budin qui ont tiré un certain nombre de déductions provenant de leur pratique de l'anesthésie. Leurs résultats ont été vérifiés par Schlöger[3] en Allemagne et par Winslow en Amérique. Ainsi, au début de l'anesthésie, la

---

1. Ch. Mercier, *Independent movements of the eyes in coma* (*Brit. med. Journ.*, London, 10 mars 1877, vol. I, p. 292).

2. F. Warner, *Loss of associated movements of the eyes under chloroform* (*Brit. med. Journ.*, London, 10 mars 1877, vol. I, p. 292).

3. Schlöger, *Berlin. klin. Wochen.*, 1877, n° 45, p. 562.

pupille est dilatée ; elle se contracte ensuite progressivement, restant d'abord sensible aux excitants, puis tout à fait immobile quand l'anesthésie chirurgicale est obtenue [1].

Cependant ces observations ne sont pas absolument justes ; nous avons remarqué que le malade peut être parfaitement anesthésié sans que sa pupille se soit contractée un seul instant ; de plus, la pupille peut être contractée, sans que l'anesthésie soit complète. Ces résultats différents dépendent le plus souvent, croyons-nous, de la façon dont a été commencée et continuée l'anesthésie.

Néanmoins, il est bon de tenir compte de l'examen pupillaire. En effet, il arrive parfois que la pupille, de ponctiforme qu'elle était depuis quelques instants, se dilate subitement ; cela indique que le malade va s'agiter, ou va faire des efforts de vomissements. Dans ce cas il faut continuer l'anesthésie à doses toujours aussi faibles, car c'est le meilleur procédé pour arrêter ces accidents.

Il faut aussi savoir que, si la chloroformisation est poussée trop loin, la pupille se dilate de nouveau ; elle devient alors un miroir fidèle, indiquant où commence l'intoxication et à quel moment la syncope toxique est imminente.

On n'est pas exactement fixé sur le mécanisme de ces modifications pupillaires ; il est généralement admis que la dilatation du début est due

---

1. Budin et Coyne, *Arch. de physiol. norm. et path.*, 2e série, t. II, p. 61, Paris, 1875.

à l'excitation du sympathique, le rétrécissement à l'excitation de l'oculo-moteur, et la dilatation finale à la paralysie de ce même nerf, mais cela n'explique pas grand'chose.

Le chirurgien doit commencer l'opération après l'apparition de la résolution musculaire, lorsque les membres soulevés retombent inertes par leur propre poids, lorsque le malade ne manifeste aucun mouvement après le pincement des muscles adducteurs de la cuisse qui présentent une sensibilité délicate (réflexe de Chassaignac).

Le *réflexe crémastérien*, produit par l'excitation cutanée du triangle de Scarpa, est un excellent esthésiomètre, plus sûr que le réflexe cornéen qui disparaît souvent avec lui. Ce réflexe a été étudié dès 1862 par Chassaignac le premier et ensuite par Jastrowsky, Hinze, Rosenbach et surtout par Weir Mitchell. Voici en quoi il consiste : la zone excitable a la forme d'un triangle occupant la région supéro-interne de la cuisse, triangle dont la base répond au pli crural, dont le côté interne, vertical, suit le bord du grand adducteur, tandis que le côté externe, fortement oblique, correspond au couturier. Ces limites sont souvent dépassées et le sommet descend jusqu'au genou, ou même jusqu'à la malléole interne chez l'enfant.

Si l'on irrite par frôlement, pincement, excitation électrique ou autre, la peau de la région qui vient d'être déterminée, on voit le testicule remonter sous l'influence de la contraction du crémaster.

Ce réflexe ne manque que très exceptionnellement chez l'enfant et l'adulte en bonne santé.

Comme tous les réflexes cutanés, le crémastérien

disparaît pendant la narcose chloroformique : il peut constituer à cet égard un excellent esthésiomètre.

Aussi longtemps que le *réflexe crémastérien* survit, l'anesthésie est incomplète, quelles que soient les apparences, et malgré les constatations habituelles, y compris même souvent l'abolition du réflexe cornéen ; aussitôt qu'il disparaît, le chirurgien peut sans crainte commencer l'opération. Il faut seulement se rappeler que l'excitation réflexogène doit être plus énergique à mesure que la sensibilité s'atténue et que l'on ne jugera l'anesthésie complète que si le testicule reste au fond des bourses alors que l'on pince énergiquement la peau de la région supéro-interne de la cuisse.

En somme, le réflexe crémastérien paraît avoir chez l'homme la même signification que le *réflexe labial inférieur* chez le chien (Dastre et Loye) ; il disparaît en dernier lieu, il est l'*ultimum sentiens*[1].

L'indication consiste à maintenir cet état d'insensibilité et d'immobilité obtenu par le chloroforme sans en exagérer le degré. Avec de l'intelligence et de l'habitude, l'aide accomplit cette délicate mission, guidé par des signes qui le trompent rarement.

On peut prolonger longtemps cette période de *tolérance anesthésique*, comme l'appelait Chassaignac[2], parfois même plusieurs heures, en ayant

---

1. O. Guelliot, *Union médic. du Nord-Est*, 14ᵉ année, Reims, 1890, p. 378-379.

2. E. Chassaignac, *Traité clin. et prat. des opérations chirurgic.*, Paris, 1861, t. I, p. 3.

soin d'agir toujours de la même façon et très méthodiquement.

Précautions à prendre après l'anesthésie. — Quand l'opération est terminée, ainsi que le pansement, l'administration du chloroforme ne doit être cessée que lorsque le malade a été transporté de la table d'opération dans son lit.

Après la cessation du chloroforme, le *réveil* s'effectue quelquefois tout de suite; d'autres fois, au bout de dix minutes ou un quart d'heure. Ce réveil est tranquille, gradué; il est relativement rare qu'il se produise des nausées et des vomissements; le malade reste quelques instants sous l'influence dépressive du chloroforme, puis tout se dissipe.

Alors il est fréquemment surpris d'apprendre que l'opération est terminée et bien souvent il refuse d'y ajouter foi; nous avons même vu des malades demander à se lever le jour même de leur opération.

Si le chloroforme a été bien administré, si le malade a absorbé peu de chloroforme même pour une longue intervention opératoire, si sa face et ses lèvres ont une coloration normale et si la respiration est régulière, il y a avantage à laisser le malade se réveiller de lui-même, en mettant un aide auprès de lui. On se bornera à maintenir le malade dans la position horizontale et à aérer la chambre; on a aussi conseillé de placer autour de son cou un mouchoir que l'on aura eu le soin de tremper préalablement dans l'eau. C'est, dit-on, un assez bon procédé pour éviter l'état nauséeux.

Si au contraire la face et les lèvres sont pâles, les pupilles contractées et la respiration irrégulière, il est bon de flageller le visage du malade au moyen d'une compresse humide et de le tirer de son sommeil en le questionnant et en essayant ainsi de lui arracher quelques réponses.

Le sujet qui a été chloroformisé ne doit pas être alimenté avant quatre ou cinq heures : au bout de ce temps on pourra lui faire prendre quelques cuillerées de grog, d'eau de Vichy ou un peu de vin de Champagne frappé. Moins il boira, mieux cela vaudra, car on empêchera ainsi les envies de vomir qui sont, quoi qu'on fasse, très rebelles chez certains sujets et peuvent durer une journée et même quarante-huit heures.

Dans quelques cas, pour éviter les douleurs et le malaise qui suivent l'intervention opératoire, on a administré au malade une injection hypodermique de morphine contenant un demi-centigramme de cette substance et un peu plus tard une deuxième injection contenant la même dose de morphine.

Supériorité du procédé des doses faibles et continues dans tous les états constitutionnels et pathologiques. — L'anesthésie est plus difficile à obtenir chez les névropathes, chez les intoxiqués par l'alcool ou la nicotine, et *chez les sujets qui s'observent* et qui éprouvent le besoin de raconter à haute voix tout ce qu'ils ressentent. Ces sujets font tout ce qu'ils peuvent pour respirer au minimum, ils avalent leur salive, font des inspirations bruyantes, se débattent souvent et cherchent à arra-

cher la compresse des mains du chirurgien, en pré-
tendant qu'ils ont besoin d'air, qu'ils asphyxient.

Pourtant, nous avons remarqué que cette phase
d'excitation, si fréquente avec les procédés anciens
d'anesthésie, est réduite de beaucoup avec la
méthode à doses faibles et continues; souvent
même, elle n'existe pas.

Cette absence presque constante d'agitation avait
bien été observée par Léon Labbé[1] qui en avait
signalé toute l'importance; Peyraud et P. Boncour
en avaient été frappés et M. Baudouin avait, après
nous, attiré l'attention sur ce fait.

P. Boncour[2] s'est exprimé ainsi : « La période
d'excitation est très atténuée et quelquefois nulle.
Nous ne voyons plus cette grande agitation, ces
contractions musculaires énergiques qui néces-
sitent l'emploi d'aides nombreux pour prévenir
les grands écarts du patient que l'on ne manque
jamais de constater lorsqu'on emploie de fortes
doses de chloroforme. Cette période se limite,
chez nos anesthésiés, le plus souvent à une excitation cérébrale, se manifestant par des paroles
plus ou moins incohérentes, des cris, des chants.
Puis peu à peu le malade se tait, devient immobile, la respiration reprend sa régularité et le
sommeil s'établit franchement. »

Quant aux vomissements, nous n'avons pas la
prétention de les supprimer au moyen de l'anesthésie à doses faibles et continues. Pourtant nous
avons remarqué qu'ils étaient moins fréquents

1. L. Labbé, *loc. cit.*
2. P. Boncour, *loc. cit.*

qu'avec les anciens procédés; lorsqu'ils se produisent, c'est surtout dans le transport des malades de leur lit sur la table d'opération; et
encore ne se montrent-ils pas chaque fois. Ils
consistent quelquefois en une simple régurgitation
muqueuse ayant lieu sans aucun effort, puis tout
rentre dans l'ordre. Un chloroforme parfaitement
pur empêchera, croyons-nous, les vomissements
de se produire facilement.

Il faut aussi savoir bien graduer l'anesthésie,
car des nausées peuvent se montrer quand le
malade n'est pas complètement endormi. Cela
vient alors de ce que le temps que l'on a mis pour
retourner la compresse a été trop long et a permis
à l'air de pénétrer sous celle-ci; ou bien à ce que
la dose de chloroforme aura été trop forte dès le
début. La seule indication, dans ce cas, est de se conformer aux règles précédemment formulées pour
éviter les accidents : la méthode doit être suivie à la
lettre; sous aucun prétexte, il ne faut arrêter un seul
instant l'anesthésie, sans cela tout serait à recom-
mencer.

Cette méthode anesthésique trouve son application à tous les âges : chez l'enfant, l'adulte ou
le vieillard, nous n'avons jamais trouvé de conditions spéciales pouvant contre-indiquer son emploi. A plus forte raison, chez des malades très
pusillanimes, ou bien fortement anémiés par
d'abondantes hémorragies, doit-on donner la préférence à ce procédé.

Il nous est souvent arrivé que des malades qui
avaient des vomissements incessants avant l'anesthésie, présentaient une suppression complète de

ceux-ci pendant les inhalations chloroformiques ; le fait mérite d'être signalé. Autre remarque intéressante et que nous ne trouvons consignée nulle part : chez des tuberculeux ayant des hémoptysies, la chloroformisation fit momentanément disparaître celles-ci.

Comme nous l'avons déjà signalé, la *grossesse* n'est pas une contre-indication à l'emploi de l'anesthésie : nous avons endormi par le procédé dosimétrique un certain nombre de femmes enceintes, chez lesquelles il était indiqué d'intervenir chirurgicalement pour des cas urgents, une entre autres pour un kyste ovarique volumineux et cela sans avoir à déplorer le moindre accident.

A. Routier[1] a signalé dernièrement un cas de fibrome utérin et de grossesse ; il fit la myomectomie ; la malade guérit et la grossesse continua. A. W. Mayo Robson a déclaré qu'une bonne anesthésie est de toute importance pour obtenir le succès dans ces interventions[2].

Il en est de même chez les polysarciques, chez les rénaux, les emphysémateux, les cardiaques et les bronchitiques ; dans ces cas spéciaux, nous n'avons jamais observé d'accidents, à la condition d'agir avec prudence et de nous borner à la *dose anesthésique maniable* suivant l'expression de Paul Bert[3], sans arriver à la *dose toxique*, la seule à redouter.

1. A. Routier, *Laparotomies pendant la grossesse*, etc. (*Annales de gynécol. et d'obstétrique*, mars 1890, p. 161-167).

2. A. W. Mayo Robson, *Brit. med. Journ.*, London, 9 novembre 1889, vol. II, p. 1034-1035.

3. Paul Bert, *Sur la zone maniable des agents anesthésiques* (*Comptes rendus de l'Académie des sciences*, Paris, 1881, t. XCI, p. 768).

Avantages du procédé à doses faibles, si l'on fait usage du plan incliné. — La chloroformisation à doses faibles et continues peut être aussi facilement obtenue dans les laparotomies sur le plan incliné à 45 degrés, ainsi que Bolognési du Mans[1] l'a fait observer, et ainsi que nous l'avons constaté nous-mêmes un grand nombre de fois.

« La circulation dans ce cas est très modifiée. On constate l'apparition immédiate de phénomènes congestifs de la tête, du cou et de la partie supérieure de la poitrine. Ces phénomènes nous paraissent plutôt utiles, puisqu'ils sont un moyen préventif pour écarter la syncope cardiaque, c'est-à-dire le plus grave des accidents de la chloroformisation. La respiration n'est entravée que par des phénomènes mécaniques auxquels il est facile de remédier par l'usage de la pince à langue, la propulsion de la mâchoire inférieure et l'emploi de la table à plan incliné[2]. »

Nous n'avons pas à décrire ici cette table, ce sera soit celle de Trendelenburg, soit celle de H. Delagénière du Mans, soit enfin le plan incliné que l'un de nous a présenté cette année au Congrès de chirurgie[3].

Accidents causés par l'anesthésie chloroformique. — Il faut savoir que l'emploi du chloroforme à la lumière du gaz ou même du pétrole

---

1. A. Bolognési du Mans, *Arch. provinc. de chirurgie*, Paris, novembre 1892, t. I, n° 5, p. 378-391.

2. Bolognési, *loc. cit.*, p. 391.

3. M. Péraire, *Plan incliné portatif pour les laparotomies* (*Congrès français de chirurgie*, séance du samedi 8 avril 1893).

présente un inconvénient sérieux. En effet, les vapeurs du chloroforme peuvent être décomposées par la flamme au contact de laquelle elles arrivent, et il en résulte la formation de corps (chlorures de carbone) extrêmement irritants pour les voies respiratoires.

Lorsque l'opération dure longtemps, l'opérateur et les aides peuvent être pris de quintes de toux plus ou moins violentes, avec douleurs de tête, étourdissements, nausées. Les opérés subissent cette action à un degré plus marqué encore, et ils peuvent présenter des symptômes brusques d'asphyxie, et plus tard des accès de toux et même des signes de pneumonie. Ces accidents ont été jusqu'ici observés surtout en Allemagne par Langenbeck, von Iterson, Fischer, etc.[1].

En France, A. Dastre a particulièrement insisté sur eux[2].

En Angleterre, Charles Martin, à cause de cette particularité, a insisté sur l'obligation d'avoir une salle d'opération chauffée par la vapeur d'eau, éclairée par l'électricité, et de plus, grande et bien ventilée[3].

Bien des accidents ont été causés par le défaut d'attention, l'inexpérience, la légèreté même avec laquelle on a souvent eu recours à l'anesthésie; cette légèreté était justifiable, sans doute, à l'époque où les agents anesthésiques n'avaient amené aucun

---

1. *Ist das chloroformiren bei Gaslicht schädlich* (*Berliner kl. Wochensch.*, 1er avril 1889, n° 13, p. 291, et *Wiener med. Presse*, 21 avril 1889, p. 660-661).
2. A. Dastre, *loc. cit.*, p. 136.
3. *Birmingham medical Review*, 1892, n° 168, p. 83.

résultat funeste et semblaient ne pouvoir en amener jamais; aujourd'hui il n'en est plus de même. Comme l'a bien exprimé le professeur Tillaux, les cas de mort par le chloroforme ne tiennent pas tant à l'état organique du sujet qu'à la qualité et au mode d'administration du chloroforme[1].

Il y a un *tact particulier*, dont certaines personnes seront à jamais dépourvues, et qui réduit à un minimum presque insignifiant les chances d'insuccès.

Nous l'avons dit, et nous le répétons : il faut avoir la patience d'agir lentement; c'est à ce prix qu'on se mettra en garde contre les accidents d'asphyxie ou contre ceux de syncope cardiaque.

Les accidents d'asphyxie s'éviteront en veillant attentivement sur les mouvements d'inspiration et d'expiration du malade, mouvements visibles à l'œil nu par l'examen des côtes et du diaphragme et en *l'écoutant continuellement respirer*. Si l'on suppose que l'asphyxie est due à la chute de la langue sur l'orifice des voies respiratoires, on subluxera en quelque sorte le maxillaire inférieur du malade, en projetant son menton en haut et en avant. Ce procédé, que nous avons déjà indiqué, régularisera la respiration, l'empêchera d'être stertoreuse (par paralysie du voile du palais), haletante et précipitée.

Si ce sont des mucosités qui gênent la respiration, on détergera le fond de la gorge, ainsi

---

1. P. Tillaux, *Chirurgie clinique*, Paris, 1891, *Introduction*.

que nous l'avons déjà dit, au moyen d'un tampon d'ouate hydrophile ou d'une éponge stérilisée placée au bout d'une pince à forcipressure.

Les accidents de *syncope cardiaque* les plus redoutables peuvent, d'après Dastre et Morat, se présenter sous deux formes :

Au début de l'anesthésie, et le fait a été nettement constaté par Cl. Bernard, la *syncope laryngo-réflexe* est produite par l'irritation que le chloroforme exerce sur les premières voies respiratoires ; un peu plus tard, c'est la *syncope bulbaire* due à l'excitation que les vapeurs anesthésiques produisent sur le bulbe. Cette excitation est portée jusqu'au cœur par les nerfs vagues.

Si les vapeurs de chloroforme sont en faible quantité, si le malade s'habitue progressivement à celles-ci, il nous paraît logique de penser que ces différents réflexes auront moins de chance de se produire qu'avec des doses exagérées de l'agent anesthésique.

Lorsque la mort survient brusquement après l'inhalation de quelques bouffées de chloroforme, il faut admettre que c'est la *muqueuse nasale* qui est vivement impressionnée (*reflexe nasal*) : l'excitation a pour voie conductrice le trijumeau et se transmet au *centre d'arrêt cardiaque.*

Les recherches de Brown-Séquard, de Paul Bert, d'Alphonse Guérin et de Laborde l'ont suffisamment prouvé. Il est intéressant de constater que les troubles cardiaques manquent complètement lorsque les vapeurs chloroformiques pénètrent directement dans les poumons par la trachée, ou lorsque, ainsi que l'a bien indiqué Alphonse Guérin[1], on fait respirer exclusivement le chloroforme par la bouche, en pinçant le nez du malade.

C'est pour obvier à ces accidents que F. Franck a proposé d'anesthésier la muqueuse des fosses nasales par un badigeonnage avec une solution de cocaïne avant de commencer les premières inhalations chloroformiques; nous aurons l'occasion de revenir sur ce point à propos des anesthésies mixtes.

Se fondant sur l'expérimentation physiologique, Rabuteau est partisan des doses minimes de chloroforme et d'une surveillance attentive dans l'administration de cet agent. Il s'exprime ainsi : « D'après les expériences de L. Lallemand, M. Perrin et Duroy, il est reconnu que les chiens peuvent séjourner longtemps, dans tous les cas plus d'une heure, sans danger pour la vie, dans une atmosphère renfermant 4 pour 100 de vapeur de chloroforme, tandis que ces animaux meurent assez rapidement dans une atmosphère qui en contient le double.

« La concentration des vapeurs de cet agent exerce sur la marche de l'éthérisme une influence profonde, influence qui tient à la fois de la quantité de chloroforme absorbée et de la vitesse d'absorption. Lorsque les vapeurs anesthésiques pénètrent lentement et à doses fractionnées dans l'organisme, celui-ci s'habitue peu à peu à leur action ; l'anéantissement et la mort ne surviennent

---

1. A. Guérin, *De l'action des réflexes nasaux sur l'arrêt du cœur pendant la chloroformisation* (*Bulletin de l'Acad. de méd.*, Paris, séance du 11 juillet 1893, 3ᵉ série, t. XXIX, 57ᵉ année, p. 48-50).

que par le double fait de la répétition de l'impression exercée par l'agent toxique et par l'accumulation progressive de cet agent dans les centres nerveux.

« Mais lorsqu'une dose notable de chloroforme est absorbée tout d'un coup, le système nerveux, surpris en quelque sorte par l'action excessive du poison, est subitement opprimé, et ses fonctions se trouvent presque immédiatement anéanties. La mort, dans l'action, soit brusque, soit progressive du chloroforme, dépend primitivement de l'abolition des fonctions du système nerveux central, laquelle entraîne celles de la respiration et de la circulation.

« Si nous faisons maintenant l'application de ces données à l'anesthésie chirurgicale, nous trouvons, d'une part, l'explication de l'emploi inoffensif du chloroforme pendant toute la durée d'une longue opération, et, d'autre part, nous sommes conduits à nous enquérir de la cause de la mort qui est survenue parfois chez les patients soumis à l'influence de cet agent.

« Ma conviction est que la mort n'est arrivée, par le seul fait du chloroforme, que lorsque le chirurgien, ou plutôt ses aides, négligeaient le malade pour fixer leur attention tout entière sur l'opération.

« Cette opinion est d'ailleurs celle de Sédillot.

« Les animaux à sang chaud, notamment les chiens, meurent facilement sous l'influence du chloroforme ; or les physiologistes ne les laissent jamais succomber lorsqu'ils surveillent de près les inhalations de cet anesthésique. Pour ma part, je n'en ai pas perdu un seul dans cette circonstance, lors même que mes animaux avaient été préalablement soumis à l'influence de divers alcaloïdes de l'opium, comme dans les recherches que j'ai faites sur l'action combinée de ces alcaloïdes et du chloroforme [1]. » L'un de nous, pendant son séjour comme élève à l'École d'Alfort, a pu vérifier depuis longtemps déjà, qu'avec de l'attention, il est facile d'anesthésier les chiens sans les tuer.

Donc l'expérimentation physiologique est en accord parfait avec la clinique.

Nicaise [2] s'est demandé quel était le mode le plus fréquent de mort dans l'anesthésie : est-ce par le poumon ou par le cœur? D'après M. Perrin, le premier accident serait d'ordre pulmonaire. Dans les recherches de Duret, nous trouvons que la mort est survenue dix-sept fois par syncope cardiaque précoce, vingt fois par syncope tardive ; l'arrêt de la respiration s'est montré huit fois dans la chloroformisation incomplète et quatorze fois dans la chloroformisation complète.

La mort peut aussi survenir par un affaiblissement considérable des fonctions ; c'est la forme adynamique de M. Perrin ; mais dans ce cas elle se montre à la fin de l'anesthésie. Enfin, la mort a pu se produire d'une façon tout à fait imprévue et inexpliquée.

Quoi qu'il en soit, lorsque par malheur, dès les premières inhalations, on verra survenir la mort

1. A. Rabuteau, *Éléments de toxicologie et de médecine légale*, Paris, 1873, p. 329.
2. Nicaise, *loc. cit.*

sous le chloroforme, si l'on ne peut s'en rendre compte, soit par la mauvaise administration, soit par la mauvaise qualité de l'agent anesthésique; de plus, si rien à l'autopsie ne vient révéler la cause du décès, pourquoi, comme l'a bien dit le professeur Vulpian [1], et nous partageons absolument son opinion, pourquoi ne pas tenir compte de l'influence de l'émotion, de la crainte de l'anesthésie ou de l'opération ?

Le professeur Vulpian a cité plusieurs cas où cette cause pouvait être incriminée :

1° L'histoire du malade de Desault, qui mourut lorsque ce chirurgien indiquait avec son doigt la place où allait porter le bistouri ;

2° Celle de Simpson. Ce chirurgien, la première fois qu'il voulut employer le chloroforme pour le substituer à l'éther, eut son flacon renversé et cassé ; force lui fut de faire l'opération sans le secours d'un anesthésique ; lorsqu'il pratiqua l'incision, le malade pâlit et mourut subitement ;

3° Celle du malade du professeur A. Verneuil : la mort survint sans chloroforme, alors que le chirurgien écartait les lèvres d'une incision faite pour ouvrir un abcès du cou ;

4° Celle de Cazeneuve de Bordeaux, qui devant amputer un malade lui mit sous le nez une compresse sur laquelle on n'avait rien versé; or ce malade mourut de syncope.

Ce sont là des observations classiques, et l'on pourait en citer d'autres encore récentes.

---

1. Vulpian, *Action des anesthésiques*, publication posthume (*Bulletin médical*, Paris, 8 janvier 1888, n° 2, p. 20).

Dans le domaine de l'expérimentation, on voit des faits analogues, et le professeur Vulpian a vu des animaux succomber à une syncope subite avant qu'on les ait opérés, en les attachant par exemple.

Aussi est-il utile, autant que faire se peut, d'endormir le malade loin de la salle d'opération, avec le plus petit nombre possible d'aides, de façon à l'émotionner au minimum, et aussi de confier l'anesthésie à un *assistant spécial* expérimenté et ne s'occupant que de son patient.

4° Chlorure et fluorure d'éthyle et de méthyle.

Le chlorure d'éthyle peut donner lieu au sommeil anesthésique; ce fait a été signalé, dès 1831. Récemment Moissan[1] a comparé les effets du chlorure et du fluorure de méthyle.

Quand un cobaye respire dans une atmosphère contenant 6 à 7 pour 100 de fluorure, l'animal meurt. Si l'on se sert du chlorure de méthyle, l'anesthésie apparaît dès que la proportion de gaz atteint la proportion de 8 pour 100.

Le fluorure d'éthyle ne semble donc pas devoir être rangé dans la classe des anesthésiques. Par contre, le fluorure de méthyle peut produire l'anesthésie.

L'action du fluorure de méthyle établit un

1. *Bulletin de l'Acad. de méd.*, séance du 4 mars 1890, p. 296 à 298.

curieux parallélisme entre les produits similaires chlorés et fluorés.

L'anesthésie obtenue avec le fluorure de méthyle n'est pas accompagnée de phénomènes d'excitation. Gréhant et Meslans ont obtenu de bons résultats à l'aide du *fluoroforme*[1].

5° Bromure d'éthyle.

Découvert en 1828 par Serullas, le bromure d'éthyle ou *éther bromhydrique* est un liquide incolore, limpide, d'une odeur suave lorsqu'il est parfaitement pur, et d'une saveur un peu brûlante. Lorsque son odeur est désagréable, cela vient de ce qu'il contient des dérivés bromés très dangereux : dans ce cas il sent l'ail et manifeste son impureté en formant un dépot au fond du flacon où on l'a renfermé.

Insoluble dans l'eau, le bromure d'éthyle est soluble dans l'alcool et l'éther en toutes proportions ; il bout à 38 ou 39 degrés centigrades et ne change pas d'état à zéro, ce qui le différencie du *bromure d'éthylène*, toxique qui ne bout qu'à 131°,6 et cristallise à zéro. Il brûle difficilement ; sa flamme est verte et répand l'odeur de l'acide bromhydrique.

Le bromure d'éthyle s'altère sous l'influence de l'air et de la lumière ; il laisse dégager du brome et prend une coloration jaunâtre ; la même chose se produit sous l'influence de l'humidité. Conservé

1. *Bulletin de l'Acad. de médecine*, séance du 4 mars 1890, p. 299.

dans des flacons de verre sombre, bouchés à l'émeri ou fermés à la lampe, il reste pur.

On prépare le bromure d'éthyle par différents procédés :

1° A l'aide d'un mélange d'alcool rectifié et de brome en présence de fragments de phosphore ;

2° En faisant agir l'alcool et l'acide sulfurique sur le bromure de potassium ;

3° En décomposant l'éthylate de sodium par le brome (Naquet) ;

4° Par l'action de l'acide bromhydrique sur l'éthylène (Berthelot).

Le bromure d'éthyle, introduit pour la première fois dans la pratique chirurgicale en Angleterre par H. Nunneley de Leeds en 1849, a été assez lentement adopté par les chirurgiens.

En 1851, Édouard Robin l'expérimenta en France sur les animaux et en particulier sur les oiseaux[1]. « Je le comprends, disait-il, dans l'énumération des agents non encore employés, et qui peuvent servir d'anesthésiques par inspiration. »

En 1865, H. Nunneley s'en servit de nouveau et communiqua ses résultats à la *British medical Association* : il déclara qu'il l'employait couramment dans toutes les opérations sur les yeux et les oreilles[2].

---

1. Ed. Robin, *Note sur un nouvel agent anesthésique, l'éther bromhydrique* (*Comptes rendus de l'Académie des sciences*, Paris, 28 avril 1851, t. XXXII, p. 649).

2. H. Nunneley, *New forms of anœsthetic* (*British medical Association*, 1865. — *British medic. Journal*, London, 1865, t. II, p. 192).

A partir de cette époque on ne trouve aucune mention du bromure d'éthyle jusqu'en 1876, année où Rabuteau[1] exposa les principaux résultats de ses recherches sur cet agent anesthésique.

Repris de nouveau en 1877 et en 1879 par Lawrence Turnbull de Philadelphie[2], puis par Lewis[3], en 1880, il fut utilisé avec succès à la même époque en France par O. Terrillon[4], puis par le professeur Pinard[5].

A l'étranger, c'est surtout pour les opérations de courte durée que l'on a eu recours au bromure d'éthyle; c'est ainsi que les dentistes l'ont largement employé[6].

1. Rabuteau, *Recherches sur les propriétés physiologiques et l'élimination de l'éther bromhydrique* (*Comptes rendus de la Société de biologie*, Paris, 19 février 1876, t. XXVIII, p. 49, et *Comptes rendus des séances de l'Acad. des sciences*, 27 décembre 1876, t. XXXIII, p. 1294).

2. L. Turnbull, *Congrès périodique international des Soc. méd.*, 6ᵉ session, t. II, p. 389, Amsterdam, sept. 1879. — *British med, Journ.*, 1880, t. I, p. 565 : *Bromide of ethyl (Hydrobrom. ether) as an anesthetic*).

3. Lewis, *The new anæsthetic, the bromide of ethyl* (*Philad. med. Times*, 17 janv. 1880, t. X, p. 188), et *Ethylization, the anæsthetic use of the bromide of ethyl* (*Med. Rec. of New York*, 27 mars 1880, t. XVII, p. 342).

4. O. Terrillon, *Du bromure d'éthyle comme anesthésique général* (*Bull. et mém. de la Soc. de chirurgie*, Paris, 31 mars 1880, p. 221). — *Anesthésie générale par le bromure d'éthyle* (*Bull. de thérapeut.*, Paris, 15 mai 1880, t. CCCXCVIII, p. 337).

5. J. J. Ducasse, *Essai sur l'emploi du bromure d'éthyle dans les accouchements naturels simples*, thèse de Paris, 1883. — Chaigneau (Jules), *Étude comparative des divers agents anesthésiques employés dans les accouchements naturels*, thèse de Paris, 1890.

6. Wessler, *Skandinavisk Tidskrift foï Tandläkare*, 1889, hellt 4 (d'après Ziemacki). — Lustig, in *Congrès des dentistes allemands* (*Deutsch. Monat. f. Zahnheilk.*, Leipzig, sept. 1891, p. 355). Pour compléter les indications bibliographiques sur l'anesthé-

D'après Chas. E. Diehl, les accidents qui pourraient survenir pendant l'administration du bromure d'éthyle ne devraient être attribués qu'à l'impureté de cet agent anesthésique. Après l'avoir expérimenté sur les animaux, il n'a eu qu'à s'en louer chez l'homme lorsqu'il l'a appliqué aux opérations pratiquées sur les dents. Pour savoir si l'insensibilité est complète, il a l'habitude de pincer le bras des malades[1].

Les ophtalmologistes[2] et les laryngologistes[3] ont eu aussi recours au bromure d'éthyle.

Parmi les chirurgiens, Ziemacki[4] a rapporté six cents succès par l'anesthésie avec le bromure d'éthyle. Sur ces cas il y eut une fois une narcose prolongée pendant vingt-sept minutes.

Kasprovickz a rapporté deux cents cas heureux; Szumann[5], cent vingt succès dont un insuc-

sie dentaire par le bromure d'éthyle, voyez H. Hartmann et H. Bourbon, *Revue de chirurgie*, Paris, 10 septembre 1893, p. 703.

1. Chas. E. Diehl, *Bromide of ethyl as an anœsthetic* (*The Pittsburgh medical Review*, vol. III, n° 4, avril 1889, p. 88).

2. Philips, *Ethylbromide in ophtalmic surgery* (*Philad. med. and surg. Report*, 5 février 1887, p. 177).

3. Meyer, cité in *Jahresb. u. die Leist. u. Fortschr.*, 1890, Berlin, 1891, t. II, p. 583 (19 cas d'opérations sur le pharynx nasal). — Calmettes et Lubet-Barbon, *Nouveau procédé pour opérer les végétations adénoïdes* (*Gaz. hebdom.*, Paris, 23 août 1890, p. 399). — Boyals, *De l'emploi du bromure d'éthyle comme anesthésique pour l'opération des végétations adénoïdes du pharynx nasal chez l'enfant*, thèse de Paris, 1890, n° 57). — Lubet-Barbon, *Revue de laryngologie*, Paris, 15 août 1892, p. 569.

4. Ziemacki, *Bromathyl in der Chirurgie* (*Archiv. f. klin. Chirurg.*, Berlin, 1891, t. XLII, p. 717).

5. Szumann, *De l'anesthésie par le bromure d'éthyle et des dangers de l'emploi du bromure d'éthylène au lieu de bromure d'éthyle*. Communication au *II*^e *Congres des chirurgiens polonais* (*Gaz. lek.*, Warszawa, 1890, 2° sér., t. X).

cès ; Wesler, quarante et un cas ; Scheps, deux cents cas ; Ash, deux cents cas[1] ; Gunsburg, deux cents cas[2]. Ce dernier a noté des symptômes épileptiformes chez un alcoolique et a appelé l'attention sur la diminution de la pression sanguine pendant la narcose.

Chisholm a cité quatre cents cas heureux, pratiqués au moyen du bromure d'éthyle.

Montgomery a eu cinq cents succès : jamais d'accidents, vomissements rares[3].

Eschricht et Schneider[4] sont d'avis de réserver le bromure d'éthyle pour les opérations de courte durée. Pauschinger[5] a recommandé de se servir d'un bromure d'éthyle absolument pur pour anesthésier les malades.

Haffter[6] l'a préconisé aussi, mais en recommandant de verser d'un seul coup sur un masque 5 à 20 grammes de bromure d'éthyle suivant l'âge et la constitution des malades : d'après cet auteur, l'anesthésie doit être obtenue au bout de quinze à vingt secondes.

Brandenberg de Zug dit n'avoir eu que trois échecs sur cent cas d'anesthésie par le bromure

1. Ash, *Ueber Bromathyl* (*Therap. Monatsch.*, Berlin, 1884, s. 54).

2. D'après Ziemacki.

3. Montgomery, *Amer. Journ. of obstetric*, juin 1885, p. 56, 956 et 1217.

4. Schneider, *Ueber das Wesen der Narkose in allgemeinen, mit besonderen Berücksichtigung der Bromäthylnarkose* (*Deutsch. Monatschr. f. Zahnheilkunde*, 1890, t. VIII, p. 170 et 217).

5. Pauschinger, *Bromathyl* (*Münchener medicinische Woch.*, 1887, t. XXXIV, p. 568).

6. Haffter, *Zur Narkotisirung mit Bromathyl* (*Correspond.-Bl. f. Schweizer Aerzte*, Bâle, 1890, n°s 4 et 5, p. 106 et 143).

d'éthyle[1]. Deux de ces échecs étaient dus à l'alcoolisme des patients; le troisième, à l'impossibilité de supporter l'odeur de l'agent anesthésique, malgré la pureté absolue de celui-ci. Il préconise la tranquillité absolue à établir autour du malade et choisit de préférence une heure matinale pour opérer à jeun, ayant observé des vomissements dans quelques cas où le bromure d'éthyle avait été donné trop peu de temps après l'ingestion d'aliments. L'absorption d'alcool avant l'anesthésie lui paraît contre-indiquée, à cause de l'excitation qui peut se produire. Le même auteur affirme l'innocuité de cet agent anesthésique, dans les premiers mois de la grossesse.

Sternfeld ne peut admettre la méthode des doses massives pour l'administration du bromure d'éthyle[2]. D'après lui, les contre-indications à l'administration du bromure d'éthyle sont : la tuberculose pulmonaire, l'anémie prononcée, les bronchites aiguës et chroniques, l'emphysème, les affections cardiaques, l'hystérie et l'alcoolisme. On ne doit pas l'employer pour réduire les luxations.

Il est très recommandé pour les femmes et les enfants; mais il a moins d'action sur les hommes robustes.

Brinton croit devoir s'élever contre l'adoption presque générale du bromure d'éthyle comme anesthésique; il suppose que les quatre cent soixante-cinq cas cités par Julius Witzel de Franc-

1. Brandenberg, *Sur le bromure d'éthyle* (*Correspond.-Blatt. f. Schw. Aerzte*, Jah. XXI, Bâle, 1891, p. 350).
2. *The medical News*, Philadelphia, 10 décembre 1890, p. 668.

fort[1] ne comportaient que des opérations dentaires et ne demandaient, par conséquent, qu'une narcose très limitée.

De 1879 à 1880, au moment où Lewis de Philadelphie donnait une grande extension à l'emploi de l'anesthésique en question, Brinton l'expérimentait de son côté et, bien qu'il ne lui conteste aucun des avantages connus, il trouve cependant nécessaire de faire des restrictions sérieuses pour les narcoses de longue durée. Ces restrictions portent sur la tendance, chez quelques patients, à la rigidité musculaire soit générale, soit affectant seulement quelques groupes de muscles, quelquefois aussi à la contraction des muscles abdominaux. En outre, il a été frappé du degré de violence des hémorragies artérielles survenant dans les opérations faites avec le concours du bromure d'éthyle[2].

Il serait fastidieux d'énumérer plus longuement tous les auteurs qui ont publié des observations concernant l'anesthésie par le bromure d'éthyle et les opinions de chacun sur cet anesthésique ; aussi citerons-nous sans autres commentaires : von Baracz[3], Gille[4], Ebermann, Pav-

---

1. Witzel, *Bericht über* 465 *Bromathilnarkosen* (*Therapeutische Monatsschrift*, Berlin, novembre 1891, p. 598.)

2. Brinton, *Dangers of anesthesia by ethyle bromide* (*The British medical Journal*, London, May 28, 1892, vol. I, p. 87).

3. Roman von Baracz, *Beobachtungen über die Bromäthyl-Narkose in der chirurgischen Praxis auf Grund von* 200 *mit diesem Mittel ausgeführten Narkosen* (*Wien. klin. Woch.*, 1892, n° 26, p. 383).

4. Gille, *Ueber Bromäthylnarcose* (*Berl. klin. Woch.*, 1892, p. 166).

loff[1], Oesterlein[2], Poitou-Duplessis[3], Kocher[4], etc.

Enfin H. Hartmann[5], en collaboration avec H. Bourbon, a consacré à cet agent anesthésique une étude très soignée et très complète, dans la *Revue de chirurgie*. Nous avons fait à ce travail de larges emprunts au point de vue des indications bibliographiques.

Les premières observations de H. Hartmann ont été communiquées par l'un de nous en 1892, à la Société de chirurgie[6].

Action physiologique du bromure d'éthyle. — L'action physiologique du bromure d'éthyle a été convenablement étudiée dans les travaux de Schneider, de Thiers, de Bottiger, d'Ott, de Wood, d'Agnew, d'Haynes, de Norton, de Prince, de Conner, de Lewis et de A. Dastre. D'après A. Dastre[7], la moelle, le bulbe et les hémisphères cérébraux sont plus sensibles à l'action du bromure d'éthyle qu'à celle de l'éther et du chloroforme, de telle sorte que la période d'excitation est pour ainsi dire *brûlée.*

1. Ebermann, Pavloff, *Société russe de Pirogoff*, 28 sept. 1891, in *Wratch.*

2. Oesterlein, *Corresp.-Bl. f. Zahnärzte*, 1889, t. I.

3. Poitou-Duplessis, *Appareil de poche pour l'anesthésie chirurgicale et obstétricale (Arch. de méd. navale*, février 1889, t. LI, p. 141 ; voy. p. 151, ligne 39 et suiv., et *Union médic.*, Paris, 1893, t. I, p. 136).

4. Kocher, *Corresp.-Blatt f. Schweizer Aerzte*, Bâle, 1890, p. 577.

5. Hartmann et H. Bourbon, *Le bromure d'éthyle comme anesthésique général (Revue de chirurgie*, n° 9, Paris, 10 septembre 1893, p. 701-756).

6. F. Terrier, *Bull. et mém. de la Soc. de chir.*, Paris, 1892, t. XVIII, p. 626.

7. A. Dastre, *loc. cit.*, p. 189.

Pour Schneider[1], il est possible de trouver deux périodes dans son action : dans la première on ne perd pas connaissance, seulement il y a une légère diminution de la sensibilité ; il est très rare que la moindre irrégularité puisse être constatée dans les mouvements du cœur et dans la respiration. Dans la seconde période, la connaissance est perdue et il n'y a pas de mouvements convulsifs.

D'après d'autres auteurs, le bromure d'éthyle détermine l'hypnose en produisant un peu d'obnubilation intellectuelle, de perte de la sensibilité accompagnée d'un faible degré de mydriase et d'une rougeur des téguments par dilatation du réseau capillaire, rougeur qui va parfois jusqu'à la cyanose. Si l'on cesse de donner le bromure d'éthyle, l'hypnose dure peu et les phénomènes objectifs disparaissent presque immédiatement, le malade se sent très bien. Si au contraire l'on continue, l'hypnose fait place à une narcose profonde avec cyanose, résolution musculaire, perte du réflexe pupillaire, affaiblissement du pouls ; la respiration devient de plus en plus superficielle, de plus en plus lente. Quand on expérimente sur les animaux et qu'on prolonge la narcose, il se fait un arrêt de la respiration, par paralysie des centres respirateurs, et le cœur continue à battre cinq à quinze minutes après l'arrêt de la respiration.

Le bromure d'éthyle produit une excitation glandulaire très vive, une sudation abondante, un ptya-

---

1. Schneider, *Ueber Bromathyl.* (*Deutsche Monatsschr. f. Zahns.*, Leipzig, 1888, VI, 373-380).

lisme très marqué (A. Dastre). Le larmoiement est aussi assez abondant.

Le bromure d'éthyle s'élimine surtout par le poumon ; il ne s'en élimine qu'une quantité insignifiante par les urines. Il n'est nullement irritant pour les premières voies respiratoires. Il a l'inconvénient de donner une odeur alliacée à l'haleine de ceux qui en ont respiré.

Jusqu'à présent, on n'a pu découvrir quels changements le bromure d'éthyle subit dans les tissus. L'influence sur la courbe sphygmographique est à peu près insignifiante ; le cœur paraît notablement moins influencé que par le chloroforme. Les globules rouges ne changent pas.

Mode d'administration du bromure d'éthyle. — Il y a deux méthodes pour anesthésier les malades au moyen du bromure d'éthyle :

1° La méthode des doses massives ;
2° La méthode des doses faibles.

α. *Première méthode.* — C'est à la méthode des doses massives que H. Hartmann et H. Bourbon ont recours ; ce procédé de *sidération* des malades est analogue à celui employé par de Saint-Germain pour la chloroformisation.

Voici comment H. Hartmann et H. Bourbon exposent leur façon de faire :

« Ayant placé le malade convenablement pour l'opération et préparé tout ce qui peut être nécessaire au cours de l'intervention, car il faut être prêt à agir *immédiatement*, nous versons sur la compresse pliée 10 à 15 grammes de bromure d'éthyle et commençons par faire faire au malade une inhalation à distance pour l'habituer à l'odeur. Puis nous appliquons hermétiquement sur le nez et la bouche la compresse disposée un peu en cornet. L'agitation du début, lorsqu'elle a lieu, du reste peu fréquente chez les gens sains et sans tare, est toujours inconsciente. Les sujets ne gardent jamais un mauvais souvenir de ce début d'anesthésie. Vu la possibilité de cette agitation, il est bon de faire maintenir le malade à ce moment. Cette agitation, lorsqu'elle existe, ne dure, du reste, que quelques secondes. *Dès la deuxième respiration*, le malade, sauf quelques rares exceptions, est calmé. Au bout de trente à cinquante secondes, soit après une dizaine d'inspirations, la narcose est complète, la respiration est régulière et calme, la face est toujours un peu plus rosée que normalement, parfois même vultueuse, sans être le moins du monde cyanosée; la pupille est, dans la majorité des cas, dilatée. *Cessant immédiatement et complètement* l'inhalation du bromure d'éthyle, nous laissons le malade respirer à l'air libre et opérons, *moins d'une minute* par conséquent *après le début des inhalations*. Nous insistons sur ce fait qu'il faut ne donner le bromure d'éthyle que *pendant un temps extrêmement court*. Pour peu qu'on continue son administration, on voit souvent le malade entrer en contracture (raideur des membres, du dos, trismus, etc.). En un mot, il faut opérer pendant la première phase de l'anesthésie par le bromure.

« Lorsque l'opération ne dure qu'un temps très court (deux minutes), le malade se réveille tranquillement, reprenant immédiatement connaissance, sans ce malaise qui suit l'ingestion du chloroforme, quelquefois même gaiement. Lorsqu'elle est plus longue et dépasse trois minutes, il est bon de donner une nouvelle dose de bromure au moment où le malade commence à se réveiller (contraction pupillaire, mouvements, etc.), on peut interroger le malade et renouveler l'inhalation sur son assurance qu'il commence à sentir un picotement. Deux inhalations d'air saturé de bromure suffisent pour permettre de continuer l'opération. Nous avons été ainsi jusqu'à donner trois doses successives pour des opérations d'une durée de dix à quinze minutes; jamais nous n'avons été au delà, préférant pour les opérations d'une plus longue durée faire suivre le bromure du chloroforme[1]. »

β. *Deuxième méthode.* — Le procédé que l'un de nous utilise est celui des doses faibles. Quelques gouttes de bromure d'éthyle sont versées directement sur une simple compresse, et celle-ci est maintenue collée en quelque sorte sur le nez et la bouche du patient. Dès que le bromure d'éthyle est évaporé, nous en versons une seconde dose sur la compresse et ainsi de suite jusqu'à l'anesthésie.

Pour agir ainsi, nous partons du principe suivant : le bromure d'éthyle étant une substance toxique comme la plupart des anesthésiques, il nous paraît donc plus rationnel de le donner à

---

1. H. Hartmann et H. Bourbon, *loc. cit.*, p. 709 et 710.

faibles doses qu'à doses élevées. Nous n'avons jamais observé d'accident.

D'autres chirurgiens administrent le bromure d'éthyle à l'aide d'un masque; on utilise en France le masque du professeur F. Guyon, celui de Nicaise, etc. (voy. p. 118). A l'étranger, on a recours aux masques d'Esmarch, de Skinner, de Billroth, etc.

A la clinique de Billroth, le bromure d'éthyle a été essayé un très grand nombre de fois sans accidents et Gleich[1], en 1891, a publié cent cinquante cas recueillis dans cette clinique. La dose employée a été de 5 à 18 grammes chez les enfants et de 10 à 20 grammes chez les adultes.

A part quelques accidents nerveux sans importance, l'auteur a cité un cas de cyanose avec collapsus après avoir administré 35 grammes de bromure d'éthyle.

Dans diverses cliniques laryngologiques de Paris, cet agent anesthésique est journellement utilisé pour toutes les opérations pratiquées sur le nez, le larynx ou les oreilles; mais il est fâcheux que la statistique n'en soit pas publiée chaque année.

Pour Th. Kölliker[2], on peut se servir avec avantage de l'anesthésie par le bromure d'éthyle, dans un grand nombre d'opérations chirurgicales. L'anesthésie doit toujours être pratiquée, le malade étant placé dans le décubitus dorsal; il est bon aussi d'habituer tout d'abord le malade à l'odeur du bromure d'éthyle; on doit lui éviter

1. Gleich, *Ueber Bromalhylnarkosen* (*Wien. klin. Woch.*, 1891, p. 1002).

2. Th. Kölliker, *Centralblatt f. Chir.*, n° 20, Leipz., 16 mai 1891, p. 385.

toute impression extérieure et tout bruit dans la chambre. On administre le bromure d'éthyle avec le masque de Skinner, garni de caoutchouc et recouvert d'une pièce de flanelle, sur laquelle on verse d'abord quelques gouttes d'anesthésique; quelques secondes après, on verse toute la quantité prévue pour obtenir la narcose et le masque est rendu aussi imperméable que possible à l'air.

L'anesthésie s'affirme généralement en cinquante et soixante secondes et dure d'une à trois minutes; elle est suffisante lorsque le bras retombe inerte. La dose moyenne est de 5 à 10 grammes pour l'enfant, de 10 à 15 grammes pour l'adulte; au réveil, le malade n'éprouve aucun malaise.

D'après nos recherches personnelles faites à l'hôpital Bichat et en ville, surtout pour les opérations de courte durée, nous avons été frappés de la rapidité avec laquelle les malades, soumis aux vapeurs du bromure d'éthyle, reprenaient leurs sens après avoir perdu connaissance. Le réveil se fait brusquement, quelques minutes après qu'on a cessé les inhalations. Quelquefois ce réveil est même gai, agréable, ainsi que l'ont aussi observé H. Hartmann et H. Bourbon, et cela grâce à l'élimination facile du bromure d'éthyle. Chez les alcooliques, nous avons remarqué une période d'excitation de courte durée. Le bromure d'éthyle a été bien supporté par des cardiaques.

Dans l'administration du bromure d'éthyle, les praticiens doivent toujours s'assurer de la pureté du bromure d'éthyle avant de l'employer. On doit le conserver dans un endroit frais à l'abri de l'air et de la lumière.

Il faut rejeter comme toxique le *bromure d'éthylène;* d'après H. Hartmann et H. Bourbon, cet agent a été souvent la cause d'accidents qu'on a imputés bien à tort au bromure d'éthyle.

Le bromure d'éthyle convient pour les opérations dentaires, et celles pratiquées sur le larynx ou le pharynx, pour les incisions d'abcès et de phlegmons, pour les ténotomies, les thermocautérisations, l'extirpation des petites tumeurs, l'évidement de foyers tuberculeux peu considérables, les résections peu étendues, les redressements forcés d'ankyloses, les opérations de fissures et de fistules anales, d'hémorroïdes, etc.

Dans les opérations sur la bouche, il faut mettre un coin entre les mâchoires, car le tonus musculaire ne cesse pas pendant la narcose.

Cet agent anesthésique convient aussi dans les opérations de longue durée pour obtenir la résolution musculaire rapide avant la chloroformisation ; nous aurons à y revenir à propos des anesthésies mixtes.

Donc rapidité d'action, absence d'agitation, production facile de l'analgésie, sécurité en ce qui concerne la syncope primitive respiratoire ou même cardiaque, le bromure d'éthyle n'exerçant point d'effet irritant sur les muqueuses, tels sont, d'après A. Dastre, les avantages que présente cette substance.

Les inconvénients résultent de l'excitation glandulaire qu'elle produit et qui obligent l'anesthésieur à déterger fréquemment le fond de la gorge du patient pour qu'il n'y ait pas de toux, pas d'obstruction des voies respiratoires.

Le bromure d'éthyle étant un vaso-dilatateur constitue un état d'infériorité vis-à-vis du chloroforme au point de vue de *l'économie du sang*, particulièrement sur les opérations de la face (Dastre). Ensuite la résolution musculaire est incomplète, ou tout au moins tardive.

« Enfin l'action paralysante prédominante de cette substance doit nous faire préjuger que, pour les opérations de longue durée, elle offrira des dangers supérieurs à ceux de l'éther et du chloroforme[1]. »

6° Pental.

Le pental sert à désigner le *triméthyléthylène* $(CH^2)^3$ CCHCH³, à cause des cinq atomes de carbone qui entrent dans sa composition. C'est un liquide très volatil, d'une odeur pénétrante d'essence de moutarde et inflammable comme l'éther, insoluble dans l'eau, se mélangeant en toutes quantités à l'alcool, l'éther et le chloroforme.

C'est von Mering, de la Faculté de médecine de Halle, qui a fait connaître le pental, en 1887[2].

Administré comme le chloroforme sur une compresse, à la dose de 20 centimètres cubes, il provoquerait, au bout de trois ou quatre minutes, un

1. A. Dastre, *loc. cit.*, p. 193.
2. Von Mering (J.), *Das Amylenhydrat, ein neues Schlafmittel. und dessen Anwendung in der Medicin* (*Monatsch.*, Berlin, 1887, p. 249, 252).

sommeil peu profond, mais suffisant pour permettre de petites opérations chirurgicales.

Le pental présenterait sur le chloroforme les avantages suivants :

D'abord l'absence de vomissements et de céphalalgie, et en second lieu pas de troubles dans les fonctions du cœur et du poumon.

Il ne provoquerait pas de phénomènes d'excitation chez les buveurs et la narcose pourrait être prolongée à volonté, car il n'y a pas d'accoutumance.

Enfin il permettrait d'opérer avant la résolution complète et déterminerait chez l'opéré un état analogue à l'hypnose.

Breuer de Vienne a employé le pental dans cent vingt cas pour obtenir le sommeil chirurgical et l'a administré à tous les âges, d'après lui, les enfants s'endorment plus rapidement que les adultes et les femmes plus vite que les hommes. La narcose a été prolongée dans un cas pendant trente et une minutes; suivant la durée de celle-ci, la quantité de pental dépensée a varié de 10 à 20 grammes; dans un cas, elle a été de 50 grammes. Sur ces cent vingt narcoses, il y a eu une fois menace de mort; mais la respiration artificielle pratiquée pendant quelques minutes ranima le malade [1].

Pour Holländer [2], « le pental est un anesthésique

---

1. Breuer, *Narcose avec le pental* (*Société I. R. médicale de Vienne*, séance du 18 décembre 1891, et *Wiener medizinische Presse*, 1891, n° 48, p. 1839).

2. Holländer, *Pentalnarkosen* (*Deutsche med. Wochenschrift*, Leipzig und Berlin, 1893, n° 33, p. 857).

puissant ; il diffère en cela du bromure d'éthyle qui n'a pas d'action sur certaines personnes. »

L'anesthésie se produit graduellement comme pour le bromure d'éthyle, mais elle dure plus longtemps et le patient ne revient à lui que petit à petit. Bien que les fonctions du cœur et de la respiration ne soient pas accélérées, le pouls peut subir quelques variations.

Chez les personnes calmes, 2 à 3 centimètres cubes de pental suffisent pour l'assoupissement; chez les autres, 10 centimètres cubes.

Chez les personnes très agitées ou très anémiques avec le cœur en mauvais état ou d'anciens catarrhes des bronches, le pental est moins bien supporté.

L'appareil de Junker paraît indiqué pour son administration, parce que : la vapeur n'est pas envoyée dans les yeux, très peu de pental est utilisé, l'odeur désagréable est très atténuée et la quantité employée se trouve mesurée.

La narcose commence après une à trois minutes. Holländer, à cause de son action et de la façon extraordinaire dont il est supporté, le considère comme le meilleur anesthésique pour toutes les opérations de courte durée.

E. Weber[1] n'a remarqué d'excitation que dans les cas de chlorose, d'hystérie ou d'alcoolisme ; une fois il a vu une période d'excitation très légère se terminer par des convulsions tétaniques des

---

1. E. Weber, *Ueber Pental* (*Münchener med. Wochenschrift*, 16 février 1892, n° 7, p. 105-107, et *Berliner klin. Wochens.*, p. 19, 4 janv. 1892).

membres supérieurs et inférieurs. L'abolition des réflexes n'a lieu que tardivement.

5 à 10 grammes de pental avec l'appareil de Junker suffisent pour obtenir l'anesthésie au bout de deux ou trois minutes. Il n'a été expérimenté que pour de petites opérations; pour des luxations, la narcose n'est pas assez profonde.

Philipp de Berlin a cité les bons résultats obtenus des expériences faites avec le pental dans le service de Gluck. D'après lui, le pental est très bien supporté par les enfants, sans action ultérieure; la respiration n'est pas troublée, la cyanose n'apparaît que très rarement et aucune syncope n'a été observée. Toutefois, Schede de Hambourg s'est élevé contre la tendance à affecter au pental des propriétés tout à fait inoffensives et a cité un cas de mort observé par E. Gurlt[1]; lui-même, sur douze narcoses par le pental auxquelles il a assisté, a vu une syncope sérieuse et une asphyxie[2].

Sick[3] a cité deux cas d'intoxication par les vapeurs de pental : dans l'un des cas, 10 grammes seulement de cet agent anesthésique avaient été administrés et tous les moyens employés furent impuissants à ramener le patient à la vie. Il en fut de même dans le second cas; la mort se produisit dix minutes après le début des inhalations;

---

1. E. Gurlt, *Centralbl. für Chirurgie*, n° 26, p. 81, Leipz., 1891.
2. XXI. *Congress der deutschen Gesellschaft für Chirurgie zu Berlin*, 4. Sitzungstag, Sonnabend den 11 juin 1892 (*Berliner klinische Wochenschrift*, 1. august 1892, p. 784).
3. Sick, *Deutsche medicin Wochenschrift*, Leipzig und Berlin, 1893, n° 20, p. 486, et n° 22, p. 538.

notons que la malade avait été précédemment endormie sans accidents par le chloroforme et le bromure d'éthyle.

D'après Victor von Rogner[1], l'emploi du pental donne de très bons résultats pour des narcoses de courte durée; les préparatifs sont les mêmes que pour le chloroforme; l'auteur a employé le masque d'Esmarch qui contient à son intérieur une couche d'ouate. Les narcoses qu'il a observées ont duré de soixante à soixante-dix secondes et n'ont produit aucune excitation, ni aucune influence fâcheuse sur le cœur et la respiration; le réveil prompt et tranquille a eu lieu au bout de quatre minutes et la perte de la sensibilité a duré encore plusieurs minutes.

V. Calalb, après avoir expérimenté le pental sur des chiens et sur des malades à la Clinique chirurgicale de Bucharest, est arrivé aux conclusions suivantes :

1° L'anesthésie par le pental est superficielle.

2° Le temps qu'il faut pour obtenir l'anesthésie au moyen de cette substance est plus considérable qu'avec le chloroforme.

3° Le pental déprime la circulation; de fortes doses peuvent engendrer de graves accidents.

4° Enfin, comme anesthésique local, il est inférieur à l'éther[2].

D'après Breuer, il est probable que le pental s'élimine en majeure partie par les poumons; l'air

---

1. V. von Rogner, *Das Pental in der chirurgischen Praxis* (*Wiener med. Presse*, 1891, n° 5, p. 1938-1941).

2. V. Calalb, *Études expérimentales sur le pental* (*Internat. klin. Rundschau*, Wien, n° 9, 1892, p. 343-346).

expiré a l'odeur du pental non seulement quelques minutes, mais même parfois plusieurs heures après l'administration de ce produit.

Si le pental a l'avantage de ne produire aucune excitation et de ne pas s'altérer à la lumière, il a les inconvénients de ne pas déterminer une résolution musculaire complète, de s'enflammer aisément, de coûter cher et d'avoir une odeur désagréable. Breuer a conseillé de combiner son emploi avec celui du chloroforme[1].

Quoi qu'il en soit, les expériences faites avec le pental sont encore trop insuffisantes pour que l'on soit fixé d'une façon absolue sur la valeur de cet agent anesthésique.

Comme tous les autres anesthésiques, il a déjà eu sa nécrologie; cela suffit pour que nous nous montrions très réservés sur son emploi.

1. Breuer, *loc. cit.*

QUATRIÈME PARTIE

MÉTHODES MIXTES D'ANESTHÉSIE

Ainsi que leur nom l'indique, les méthodes mixtes d'anesthésie ont pour but d'employer simultanément plusieurs anesthésiques de façon à corriger les inconvénients particuliers à chacun d'eux.

Les méthodes mixtes d'anesthésie sont les unes *locales*, les autres *générales*.

Nous avons eu l'occasion de parler des premières en décrivant les différentes anesthésies locales. Nous n'y reviendrons pas.

Les *méthodes mixtes d'anesthésie générale* ont pour but de prévenir les accidents dus aux anesthésiques en atténuant la sensibilité des muqueuses des premières voies (excitabilité nerveuse périphérique), l'excitabilité nerveuse centrale et la réflectivité bulbo-médullaire.

A. *Anesthésie par le protoxyde d'azote et l'éther ou le chloroforme.* — A Londres, on se sert fréquemment du protoxyde d'azote avant et pendant les narcoses produites par l'éther ou le chloroforme. On éviterait ainsi aux malades l'odeur de l'éther ou du chloroforme, odeur désagréable pour quelques-uns, et l'effet anesthésique serait très rapide.

Cette méthode, d'ailleurs assez peu pratique, avait été conseillée autrefois par J. T. Clover [1].

Cet auteur se servait d'un appareil composé d'un premier grand récipient contenant le protoxyde d'azote à l'état liquide, d'un second vase rempli d'eau chaude à travers laquelle passait le gaz pour empêcher son refroidissement; un troisième vase contenait l'éther. Tout le système communiquait par des tubes avec le masque recouvrant la tête du sujet. Dans ce masque se trouvaient donc les ouvertures de deux tubes : une disposition particulière permettait d'ouvrir et de fermer rapidement les tubes, de manière à faire respirer à volonté au patient soit du protoxyde d'azote, soit de l'éther, soit un mélange des deux gaz réunis.

Ce procédé aurait l'avantage de supprimer la période d'excitation du début de l'anesthésie par l'éther; mais il présente un grand inconvénient signalé par Paul Bert : le mélange des vapeurs d'éther et de protoxyde d'azote est un mélange détonant pouvant amener des accidents très sérieux.

B. *Alcool et chloroforme.* — On a conseillé de faire ingérer aux malades de l'alcool ou des vins généreux, avant de donner le chloroforme.

Cette méthode a pris naissance en Angleterre où

1. J. T. Clover, *Brit. med. Journal*, London, 1868, vol. I, p. 337, 360, 392 et 437.

l'on donne avant l'anesthésique un peu de *brandy* ou quelque autre liqueur forte. Maurice Perrin et L. Lallemand en ont parlé dans leur Traité d'anesthésie paru en 1863 et le professeur Kocher y aurait eu souvent recours.

En 1880, deux professeurs italiens, G. Destefanis et A. Vachetta[1], ont insisté sur ce procédé et ont pensé que les accidents pouvaient être ainsi évités et que l'anesthésie était plus rapide.

Mais, comme l'ont bien indiqué R. Dubois[2] et Julliard de Genève[3], si l'on abrège ainsi quelquefois la période de début, ce qui est toujours un avantage, on diminue en revanche considérablement la résistance du sujet à une anesthésie prolongée, et on lui procure infailliblement des vomissements.

Un autre procédé recommandé par E. Quinquaud consiste à administrer aux malades des solutions titrées d'alcool et de chloroforme[4]. Quinquaud, dans ce but, avait inventé un appareil inhalateur qui fut expérimenté avec quelque succès à l'hôpital Bichat par P. Lambert, mais qui est aujourd'hui tout à fait abandonné.

C. *Chloroforme et alcool méthylique.* — J. Re-

1. G. Destefanis et A. Vachetta, *Sopra un' importante modificazione ai metodi comuni d'anestesia (Ann. univ. di med. et chir.,* juin 1880, t. 251, p. 489).

2. *Comptes rendus hebdom. des séances de la Soc. de biologie,* Paris, 3 novembre 1883, 7ᵉ série, XXXV, p. 571.

3. Extrait de la *Revue médicale de la Suisse romande,* Genève, février 1891, n° 2, p. 47 et 48.

4. *Comptes rendus des séances de l'Académie des sciences,* t. XCVIII, n° 3, p. 123, Paris, 1884, et thèse de P. Lambert, Paris, 1884, n° 240.

gnauld, au nom du docteur Villejean et au sien, a appelé l'attention sur le mélange de chloroforme et d'alcool méthylique employé par certains chirurgiens anglais, parmi lesquels Spencer Wells, sous le nom impropre de *chlorure de méthylène*, pour pratiquer l'anesthésie [1].

D'après Polaillon [2], le sommeil produit par le chloroforme méthylique est plus léger que le sommeil du chloroforme ordinaire; le réveil est plus facile, le malaise consécutif moins pénible.

Chez les femmes, le chloroforme méthylique peut remplacer avec avantage le chloroforme ordinaire.

Chez les hommes, l'action du chloroforme méthylique est ordinairement très lente; quelques sujets y sont rebelles, mais le sommeil est paisible une fois que l'anesthésie est obtenue.

Le professeur L. Le Fort a employé aussi le mélange de chloroforme et d'alcool méthylique au moyen de l'appareil de Junker, et il a déclaré ce produit de beaucoup supérieur au chloroforme des hôpitaux de Paris. D'après cet auteur, l'anesthésie est un peu plus longue à obtenir; mais la période d'agitation manque le plus souvent, et, lorsqu'elle existe, elle est généralement faible; les vomissements pendant l'opération sont exceptionnels, ils sont très rares après l'opération; d'ordi-

---

1. *Bulletin de l'Acad. de médecine*, Paris, 3ᵉ série, t. XXI, séance du 23 avril 1889, p. 596-600.

2. Polaillon, *Sur les propriétés anesthésiques du chloroforme méthylique ou prétendu chlorure de méthylène (Bulletin de l'Acad. de méd.*, Paris, séance du 25 juin 1889, 3ᵉ série, t. XXI, p. 888-898).

naire pendant le reste de la journée et pendant la nuit suivante, il n'y a généralement aucun malaise [1].

Ce mélange d'alcool méthylique et de chloroforme est fait dans les proportions voisines de 70 pour 100 de chloroforme et 30 pour 100 d'alcool méthylique. Ce produit, improprement nommé *chlorure de méthylène*, n'a rien de commun avec cet agent anesthésique, que l'on a encore appelé *bichlorure de méthyle*, ou *formène bichloré*, ou *chlorométhyle*, $C^2H^2Cl^2$, et que l'on ne peut employer en chirurgie.

En effet, au lieu de produire la résolution musculaire si précieuse en chirurgie, il provoque au contraire, d'après A. Dastre [2], un état violent d'excitation des muscles. De plus, les procédés de préparation et de purification du formène bichloré exigent un temps et des frais considérables.

D. *Alcool, éther et chloroforme.* — Ce mélange anesthésique [3] est employé dans les cliniques chirurgicales de Vienne par Billroth, Albert, Mosetig, Moorhof, etc.

Il se formule de la façon suivante :

Chloroforme pur.................. 100 grammes.
Alcool 30   —
Éther.............................. 30   —

---

1. L. Le Fort, *Bulletin de l'Acad. de méd.*, Paris, séance du 25 juin 1889, 3º série, t. XXI, p. 898-900, et séance du 16 juillet 1889, t. XXII, p. 31-43.

2. A. Dastre, *loc. cit.*, p. 197.

3. M. Lermoyez (Communication orale). Lermoyez nous a dit avoir assisté à plusieurs anesthésies pratiquées à Vienne avec ce

Billroth administre ce mélange à l'aide d'un masque métallique de son invention doublé de flanelle et s'appliquant d'une façon presque complète sur le visage au moyen d'un disque de caoutchouc.

E. *Chloroforme et éther.* — Cette méthode, préconisée par le professeur Kocher[1], consiste à donner le chloroforme pour commencer la narcose jusqu'à ce que le sommeil soit obtenu, et l'éther pour maintenir le sommeil jusqu'à la fin.

D'après le professeur Julliard de Genève[2], ce procédé est une combinaison des dangers du chloroforme avec les inconvénients de l'éther.

« On a aussi fait respirer les vapeurs d'un mélange de chloroforme et d'éther, mais il ne semble pas que l'on ait pu obtenir des effets particulièrement avantageux de cette préparation pharmaceutique[3]. »

F. *Chlorhydrate de cocaïne et chloroforme.* — C'est la méthode recommandée par F. Frank ; ce physiologiste a proposé d'injecter dans les narines 1 centimètre cube d'une solution de cocaïne à 2 pour 100, et de pulvériser dans le pharynx de la vapeur d'eau cocaïnée. Son but est d'atténuer

mélange. La formule exacte lui a été communiquée oralement à Vienne par Eiselberh, assistant de Billroth.

1. Kocher, *Combinirte chloroform-œther narcose* (*Corresp.- Blatt f. Schweizer Aerzte*, Bâle, 1890, p. 577).

2. Julliard, *loc. cit.*, p. 46.

3. R. Dubois, *L'insensibilisation chirurgicale* (*Revue gén. des ciences pures et appliquées*, Paris, 15 juin 1891, p. 356).

par cette cocaïnisation préalable, la sensibilité des muqueuses des premières voies (nasale, laryngée et bronchique) et d'éviter ainsi la syncope du début de l'anesthésie.

D'autres ont fait une injection de cocaïne dans les surfaces opératoires, puis ont soumis le malade aux vapeurs chloroformiques.

D'autres, enfin, comme Obalinsky de Cracovie, ont chloroformisé légèrement leur sujet, puis, pendant le sommeil chloroformique léger, ont injecté sous la peau 2 à 5 centigrammes de cocaïne en solution à 3 pour 100. Malheureusement on aurait reconnu que la cocaïne, loin de favoriser l'anesthésie chloroformique, entravait son développement régulier[1].

G. *Association du chloral au chloroforme.* — Ce mode d'anesthésie, pratiqué en 1872 à l'Hôtel-Dieu dans le service de Cusco, consistait à donner en un seule fois au malade 1 gramme de chloral dans une potion, une heure avant de le soumettre aux vapeurs chloroformiques ; grâce à ce procédé, la période d'excitation serait atténuée et abrégée, même chez les alcooliques, le sommeil serait calme et régulier.

En 1874, Forné, médecin de marine à Brest, a augmenté la dose de chloral et a conseillé de donner aux sujets de 2 à 5 grammes de chloral par les voies digestives une heure avant l'administration du chloroforme. Dolbeau, F. Guyon, M. Perrin essayèrent le procédé de Forné, et en apprécièrent

1. R. Dubois, *loc. cit.*, p. 356.

les avantages et les inconvénients. Mais ces auteurs remarquèrent chez les malades soumis à ce procédé un état de somnolence prolongée avec tendance au refroidissement progressif entraînant danger de mort. De plus, le chloral, par la dilatation vasculaire généralisée qu'il produit, exposerait aux hémorragies diffuses[1].

Nous devons donc nous borner à signaler la méthode sans trop la préconiser; toutefois, l'un de nous l'a utilisée avec succès, précisément dans le service de Cusco qu'il avait l'honneur de remplacer en 1873.

II. *Association du chloral et de la morphine au chloroforme.* — C'est la méthode du professeur U. Trélat. Le chloral et la morphine sont administrés par la voie gastrique à l'aide de la potion suivante :

```
Hydrate de chloral.....  3 à    6 grammes.
Sirop de morphine..... 20 à   40    —
Eau.........................  100    —
```

selon l'âge et le sexe; chez les adultes, cette potion est prise en deux fois à une demi-heure d'intervalle.

Les résultats des opérations pratiquées au moyen de cette méthode ont été relatés par Choquet[2]. La demi-anesthésie primitivement produite par la potion est transformée en une anesthésie

1. *Bullet. de la Soc. de chirurg.*, Paris, 3e série, t III, 18 novembre 1874, p. 622-626.
2. Ed. Choquet, *De l'emploi du chloral comme agent d'anesthésie chirurgicale*, thèse de Paris, 1880, n° 128.

complète, en faisant inhaler aux malades une faible quantité de chloroforme ; la durée des inhalations a toujours été très courte.

Les seules contre-indications à cette méthode sont celles qui résultent de l'état de débilité profonde du malade, des affections pulmonaires très accusées, des maladies organiques du cerveau et de l'état inflammatoire très prononcé des voies digestives.

Dans les opérations de longue durée, il faut être très circonspect. Il faut aussi graduer les quantités de chloral et de morphine, selon la durée de l'opération ; il faut tenir compte de la force, de l'activité nerveuse du sujet, et se renseigner sur ses antécédents, au point de vue de l'alcoolisme et du nervosisme, de manière à formuler la potion en conséquence[1].

La méthode d'anesthésie mixte employée par Ch. Périer diffère de la précédente par les points suivants : il tâte, pour ainsi dire, la susceptibilité de son malade par le chloral, les jours qui précèdent l'opération, en lui faisant prendre une ou deux potions à la dose de 2 grammes ; et ce n'est que quand il s'est assuré que cet agent ne donne lieu à aucun phénomène de congestion céphalique, à aucune excitation, qu'il fait une injection de morphine de 2 centigrammes, la veille de l'opération. Le jour de l'opération, la potion au chloral et l'injection de morphine sont renouvelées.

P. Berger a aussi employé la méthode chloralique avec succès ; mais il ne se sert plus au-

---

1. Choquet, *loc. cit.*

jourd'hui que du chloroforme; celui auquel il
donne la préférence est le chloroforme d'Édimbourg.

I. *Morphine et éther*. — Pour les opérations de
longue durée, le professeur Julliard de Genève[1]
fait toujours préalablement chez l'adulte une piqûre de morphine, jamais chez les enfants (1 centigramme chez les hommes, un demi-centigramme
chez les femmes) ; mais la quantité d'éther nécessaire pour obtenir le sommeil ne peut être diminuée qu'autant qu'on laisse le malade dans la
tranquillité la plus complète durant les vingt
minutes qui s'écoulent entre l'injection morphinée et l'éthérisation.

Un autre avantage de la morphine serait d'atténuer l'effet défavorable de l'éther sur les voies
respiratoires des emphysémateux.

J. *Morphine et chloroforme*. — Depuis les recherches de Nussbaum de Munich et de Claude
Bernard (1863 et 1864), des chirurgiens ont utilisé l'action anesthésique combinée de la morphine et du chloroforme; parmi ceux-ci on peut
citer L. Labbé, Demarquay, Poncet et Aubert de
Lyon.

Le plus souvent, le sujet qu'on doit anesthésier
est d'abord soumis à une injection de chlorhydrate de morphine (1 à 2 centigrammes), puis
endormi par le chloroforme. D'autres fois, cependant, c'est pendant l'anesthésie chloroformique

____

1. Julliard, *loc. cit.*, p. 81.

ou même après elle, qu'on injecte le narcotique[1].

Avec cette méthode on a eu dans quelques cas absence d'excitation et de vomissements, en particulier chez les sujets nerveux ; mais dans d'autres cas, et en particulier après les grands traumatismes, l'effet n'a pas été satisfaisant, et le professeur A. Verneuil a appelé l'attention sur les troubles du réveil d'une semblable anesthésie.

Pendant la guerre franco-allemande, plusieurs blessés furent opérés par cette anesthésie mixte ; mais cette méthode dut être abandonnée. Pourtant chez les morphinomanes que nous avons eu l'occasion d'anesthésier, nous n'avons eu qu'à nous féliciter de leur avoir injecté par la voie hypodermique 1 centigramme de morphine, un quart d'heure ou une demi-heure avant de commencer la chloroformisation. Guibert de Saint-Brieuc[2] a obtenu des résultats remarquables au moyen de ce procédé dans certains accouchements difficiles, où il a dû faire la version ou appliquer le forceps.

Malgré cela, cette méthode ne doit pas être généralisée, car il existe des sujets chez lesquels la morphine est abolument contre-indiquée. Les expériences de Demarquay, chez les animaux, ont appris que la combinaison de ces deux agents abaisse plus la température que le chloroforme seul ; F. Franck a aussi beaucoup insisté sur ce fait.

1. H. de Brinon, *Recherches sur l'anesthésie chirurgicale obtenue par l'action combinée de la morphine et du chloroforme*, thèse de Paris, 1898, n° 155.

2. E. Mergier, *Technique instrumentale concernant les sciences médicales*, Paris, 1891, p. 25.

K. *Mélange de morphine et d'atropine précédant la chloroformisation.* — Cette méthode, préconisée par A. Dastre et Morat et employée par Aubert, L. Tripier[1] et Gayet de Lyon, consiste à injecter sous la peau du malade, quinze à trente minutes avant l'anesthésie chloroformique, 1 centimètre cube et demi de la solution suivante :

Chlorhydrate de morphine	10 centigrammes.
Sulfate d'atropine.......	5 milligrammes.
Eau distillée...........	10 grammes.

Mais les résultats que nous avons obtenus à l'hôpital Bichat n'ont pas été très encourageants, les malades anesthésiés de cette façon étaient plongés dans un anéantissement assez profond pour qu'on éprouvât des difficultés à les en tirer. Une fois réveillés, il persistait chez certains d'entre eux un état syncopal particulièrement inquiétant avec pâleur de la face, sueurs froides et gêne de la respiration[2].

Chez les animaux, au contraire, ce mélange anesthésique est parfaitement supporté, ce qui explique l'engouement que les physiologistes ont eu pour lui. Mais il y a loin du laboratoire à la salle d'opération, et il ne faut pas conclure que ce qui réussit à un cobaye, à un chien ou à un lapin doive produire de merveilleux résultats chez l'homme.

---

1. A. Pozzi, *Anesthésie chloroformique mixte* (Communicat. au *Congrès des Sociétés savantes*, in *Journal officiel*, mai 1891), et Péchadre, thèse de Lyon, 1889, p. 47.

2. *Bull. et mém. de la Soc. de chirurgie*, p. 553, Paris, 23 juillet 1890.

« Ce n'est donc qu'avec une extrême prudence
que ce mélange doit être administré dans la clinique[1]. »

L. *Chloroforme et narcéine.* — « Claude Bernard
avait considéré la narcéine comme le moins toxique
et le plus somnifère des alcaloïdes de l'opium.
Mais cette narcéine soluble fournie par Charlard,
et qui servit aux expériences de Claude Bernard,
n'a jamais été retrouvée depuis[2]. »

J. V. Laborde a conseillé un mélange de narcéine
avec d'autres alcaloïdes de l'opium, mélange for-
mulé par Duquesnel et obtenu à un grand état de
pureté et de solubilité. Il a donné à ce mélange le
nom de méco-narcéine; ce produit, administré à la
dose de 1 centigramme en pilules ou en sirop,
ou même sous forme d'injections sous-cutanées,
produirait des effets somnifères et analgésiants[3].

Rabuteau a associé aussi le chloroforme à la
narcéine pour obtenir l'anesthésie et aurait réussi
chez les chiens.

En résumé, jusqu'à présent, les expériences
tentées avec ce produit ont été trop peu nombreuses pour que l'on puisse être fixé sur sa
valeur réelle.

M. *Bromure d'éthyle et chloroforme.* — Ce pro-

1. R. Dubois, *loc. cit.*, p. 356.
2. G. Dujardin-Beaumetz, *Des nouveaux analgésiques (Bulletin
de thérapeutique méd. et chir.*, t. CXVII, p. 333, Paris, 1889).
3. J. V. Laborde, *Étude d'un nouveau produit tiré de l'opium
et présentant les propriétés physiologiques de la narcéine : la
méco-narcéine (Bulletin de l'Acad. de méd.*, Paris, séance du
8 mai 1888, t. XIX, p. 615).

cédé, imaginé par Poitou-Duplessy, consiste à faire inhaler au malade d'abord du *bromure d'éthyle* que l'on verse assez largement sur un cornet[1]. On fait ensuite respirer le malade pendant deux à cinq minutes ; puis, dès qu'il commence à perdre le sentiment des choses extérieures, on substitue le chloroforme versé sur le même cornet, d'une façon méthodique (dix à quinze gouttes par quart de minute). On obtient assez vite l'anesthésie, quelquefois directement, quelquefois en traversant une période d'excitation très modérée et très courte. Si toutefois cette période d'excitation paraissait un peu forte et prolongée, ainsi que cela peut arriver avec un alcoolique, on l'arrêterait presque instantanément en revenant momentanément et largement au bromure d'éthyle.

Ainsi employée depuis 1890 par Poitou-Duplessy, cette méthode a été utilisée par différents chirurgiens de Paris, entre autres G. Richelot, Ch. Périer, P. Berger et Just Lucas-Championnière. Elle a l'avantage d'abréger la période nécessaire pour endormir les malades.

D'après Poitou-Duplessy, elle réalise :

1° L'atténuation de la sensibilité périphérique des muqueuses laryngée, nasale et même bronchique ;

2° L'atténuation (comme par la morphine et l'atropine de Dastre et Morat) de l'excitabilité ner-

---

1. Poitou-Duplessy, *Nouveau procédé d'anesthésie mixte*, Clermont (Oise), 1892, et *Bulletin et mém. de la Société obstétricale et gynécologique de Paris*, avril 1892, et *Union médicale*, Paris, 28 janvier 1893, n° 12, p. 136-141.

veuse centrale, avec diminution de la réflectivité bulbo-médullaire.

A l'hôpital Bichat et en ville nous avons eu l'occasion de mettre cette méthode en pratique, et nous avons remarqué que l'association du bromure d'éthyle et du chloroforme paraissait, en effet, engourdir en quelque sorte les muqueuses et prévenir les réflexes dangereux de l'anesthésie.

Un mode de narcose analogue a été, ainsi que nous l'avons déjà dit, le sujet d'une communication à la Société de chirurgie[1] ; il a trait à un assez grand nombre de cas toujours suivis de succès ; c'est la méthode d'H. Hartmann.

Voici comment ce dernier auteur expose sa façon de procéder, qui diffère un peu de celle que nous avons indiquée plus haut :

« Au début, nous avons eu recours à un mode d'administration du bromure d'éthyle, identique à celui du protoxyde d'azote dans la méthode de Clover. Nous le donnions à doses fortes jusqu'à résolution complète et lui substituions sans transition le chloroforme. Puis nous avons diminué la durée des inhalations de bromure, prenant le chloroforme dès que le malade s'est laissé aller, soit au bout de trente à cinquante secondes en moyenne. Dans ces dernières conditions, si l'inhalation du bromure se trouve diminuée, la durée des inhalations chloroformiques est notablement augmentée[2]. »

---

1. F. Terrier, *Bull. et mém. de la Société de chirurgie,* séance du 19 octobre 1892.
2. H. Hartmann et H. Bourbon, *loc. cit.,* p. 711.

D'après H. Hartmann et H. Bourbon, à mesure que le chloroforme se substitue au bromure d'éthyle, on voit la rougeur de la face diminuer, sans cependant disparaître complètement et la pupille se contracter. Cet état de contraction de la pupille doit être maintenu pendant toute la durée de l'anesthésie.

CINQUIÈME PARTIE

MOYENS DE COMBATTRE LES ACCIDENTS
PRODUITS PAR LES ANESTHÉSIQUES

Pendant l'anesthésie, on doit fixer l'attention sur les mouvements du thorax; si les inspirations, après s'être succédé régulièrement, s'arrêtent tout à coup, il faut retirer la compresse du visage du malade et tâcher de réveiller sa sensibilité et son action cérébrale, en le secouant et en fouettant sa figure au moyen d'un linge mouillé.

La tête du patient doit être placée dans une position tout à fait déclive pour combattre l'anémie cérébrale, et sa langue tirée complètement hors de la bouche.

Position déclive de la tête. — Cette position de la tête avait bien été indiquée par A. Nélaton et a toujours donné d'excellents résultats.

Tractions rythmées de la langue. — Les tractions de la langue ont été élevées en méthode véritable par J. V. Laborde, qui en a fait l'objet de plusieurs communications à l'Académie de médecine[1] dans lesquelles il a bien exposé le résultat de

1. J. V. Laborde, *Bulletin de l'Acad. de méd.*, Paris, séance du 5 juillet 1892 et séance du 11 juillet 1893.

ses recherches expérimentales sur le mode d'action et le mécanisme de ce procédé. Ces tractions de la langue doivent être réitérées, rythmées et persistantes.

Ballons d'oxygène. — Il faut aussi surveiller la physionomie du malade : si la pâleur, la décomposition des traits deviennent frappantes, il faut tout de suite arrêter l'anesthésie, exercer sur le thorax du malade des pressions latérales et lui faire respirer par le nez de l'*ammoniaque* et par la bouche de l'*oxygène* contenu dans des ballons de caoutchouc.

Nitrite d'amyle. — Pour combattre les accidents de la chloroformisation, le *nitrite d'amyle* s'emploie aussi en inhalations, sur une compresse placée sous le nez, à la dose de quatre à dix gouttes. Si la respiration est arrêtée, on pratique, en même temps que l'on met la compresse devant les narines, la *respiration artificielle*.

Ces inhalations n'ont jamais, paraît-il, produit d'effets fâcheux et Fowler, dans une opération de trachéotomie, y a eu recours avec succès, alors que son malade était sous le coup d'accidents menaçants (pâleur, arrêt de la respiration et du cœur, cyanose, dilatation des pupilles). Le nitrite d'amyle agirait, d'après Burrall, comme vaso-dilatateur, et la vaso-dilatation combattrait l'anémie cérébrale.

Injections sous-cutanées d'éther et de caféine. — Si le pouls faiblit, si les mouvements cardiaques s'arrêtent, on peut appliquer sur la région précordiale un marteau trempé dans de l'eau bouillante (marteau de Mayor); on peut aussi appliquer une bande d'Esmarch sur l'un des membres inférieurs, et faire coup sur coup *quelques injections hypodermiques d'éther* ou *de caféine.*

Ces injections peuvent être continuées dans la journée si le malade présente un état de dépression trop considérable; elles ont été suivies dans quelques cas d'un heureux résultat, aussi ne saurions-nous trop insister sur leur usage répété. On les fera soit aux cuisses, soit aux bras, soit aux avant-bras.

Faradisation des nerfs phréniques. — La faradisation des nerfs diaphragmatiques a été employée : on a ainsi produit des contractions du diaphragme, et, à l'aide de mouvements rythmés du thorax et de l'abdomen, on est parvenu à rétablir la respiration. Giraldès a beaucoup insisté sur cette pratique[1].

Abeille, Legros, Onimus et Liégeois, à la suite d'expériences faites sur les animaux, ont conseillé d'une façon peut-être trop exclusive, soit l'emploi des courants continus, soit celui des courants intermittents.

D'ailleurs, toutes les fois que cela est possible, nous sommes d'avis de n'anesthésier un malade que muni au préalable d'un appareil électrique, à courants intermittents.

1. *Nouveau Dictionnaire de médecine et de chirurgie pratiques,* t. II, p. 250, Paris, 1865.

Voici comment on appliquera cette méthode dans les syncopes anesthésiques. Placer un des pôles de l'appareil d'induction vers le milieu du bord externe du muscle sterno-mastoïdien, et l'autre à la base du thorax, puis interrompre le courant à intervalles réguliers, quinze à dix-huit fois par minute. Avec certains appareils on peut dédoubler les pôles ou rhéophores et exciter les deux phréniques en même temps [1].

D'après M. Perrin, la faradisation des nerfs phréniques présente le grand avantage de mettre en action le diaphragme et de fournir une respiration aussi profonde et aussi complète que possible; nous verrons plus loin dans quel cas cette méthode est contre-indiquée.

L'appareil au moyen duquel on pratique le plus fréquemment cette faradisation dans les hôpitaux de Paris, est le suivant (fig. 33).

Il se compose de la bobine d'induction, de la pile et des accessoires.

La pile contient, pour 1000 grammes d'eau, 150 grammes de bichromate de potasse ou de soude, 150 grammes d'acide sulfurique.

Pour faire fonctionner l'appareil, on enlève le bouchon de caoutchouc G qui renferme la pile et on le porte sur le petit godet noir K situé à proximité. On porte ensuite le zinc H (ou pôle négatif) dans le trou du liquide, on enfonce son crochet dans l'œillet métallique que l'on remarque à côté, et l'on ramène la lame F sur le point central de la pile (charbon, pôle positif). Le trembleur se

1. Chavasse, *Éléments de petite chirurgie*, 1893, p. 848.

met immédiatement en fonction et l'on entend un bruit rappelant assez celui d'une grosse mouche. Si le trembleur ne marche pas, c'est que le liquide est mauvais ; ou bien le zinc et l'œillet métallique peuvent être couverts de sels ou d'oxydes ; il suffit alors de les nettoyer avec du papier à l'émeri. Si

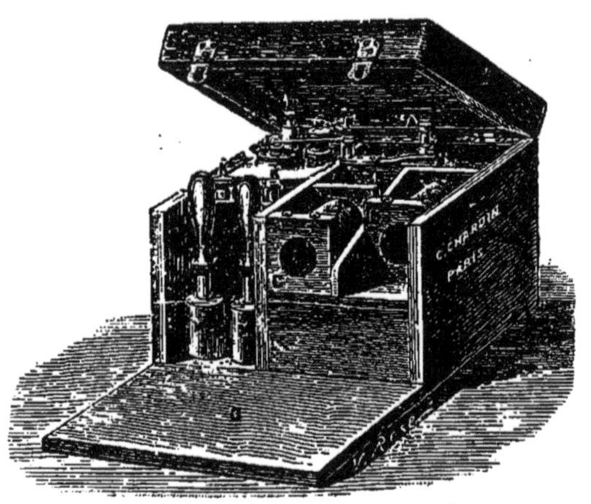

Fig. 33. — Appareil d'induction. — A, bouton servant à régler les vibrations du trembleur ; B, bobine inductrice fixe ; C, bobine induite mobile à fil fin ; D, bobine induite mobile à gros fil ; E, bouton à intermittences volontaires ; F, axe de la pièce qui amène dans la bobine le pôle positif du courant ; G, bouchon de caoutchouc de la pile ; H, zinc ou pôle négatif ; J, charbon ou pôle positif ; K, pinceau et excitateur olivaire ; M, porte-éponges ; O, côté mobile permettant le jeu des accessoires.

le trembleur fonctionne bien, on met les pitons des cordons dans les trous de la bobine C, après l'avoir tirée au dehors, et l'on mouille bien les électrodes en charbon, dans le manche desquelles on a préablement fixé les cordons. En prenant dans chaque main une électrode, on sent immédiatement le courant ; sinon, on enfonce la bobine C, jusqu'à fin de course vers le fond de l'appareil.

Pour mettre l'appareil au repos, il faut enlever le zinc en le prenant par le crochet et le poser dans le trou du zinc au repos. On remet ensuite en place le bouchon de caoutchouc sur le trou contenant le liquide. Il ne faut jamais se servir de la lame mobile F, pour arrêter le courant ; il ne suffit pas, en effet, que l'on n'entende plus le trembleur pour que la pile soit à l'arrêt ; il faut absolument que le zinc soit placé dans le trou dit zinc au repos.

Les deux bobines C, D permettent d'obtenir le courant induit de premier ordre. Elles sont composées d'un fil différent et peuvent prendre place à tour de rôle sur la bobine fixe ou bobine inductrice. Les bornes des bobines induites et autres sont marquées + positif, — négatif, par des traits situés de chaque côté du trou de ces bornes. L'appareil permet d'utiliser l'extra-courant. Pour cela, la bobine C, active, est retirée de la place qu'elle occupe sur B, et l'on engaine sur la bobine inductrice B le graduateur métallique situé dans le couvercle de la boîte. Dans ce cas le courant se recueille dans les deux bornes situées vers E et marquées + positif, — négatif.

Il est facile d'augmenter le courant. Ainsi, dans le cas des bobines induites C, D, plus la bobine est engainée sur la bobine inductrice B, plus le courant est fort. Dans le cas de l'extra-courant, c'est-à-dire de la bobine inductrice et du graduateur, plus celui-ci est enfoncé vers B, sur la bobine inductrice, plus le courant est faible.

Quand on veut des secousses à volonté, il faut pousser le levier A, du trembleur jusqu'au point extrême (en haut ou en bas), alors le trembleur est complètement libre. On appuie ensuite sur le bouton E, situé à côté ; chaque fois qu'on l'abandonne, on obtient une secousse.

Un autre appareil destiné à pratiquer la faradisation en cas de syncope est un chariot de

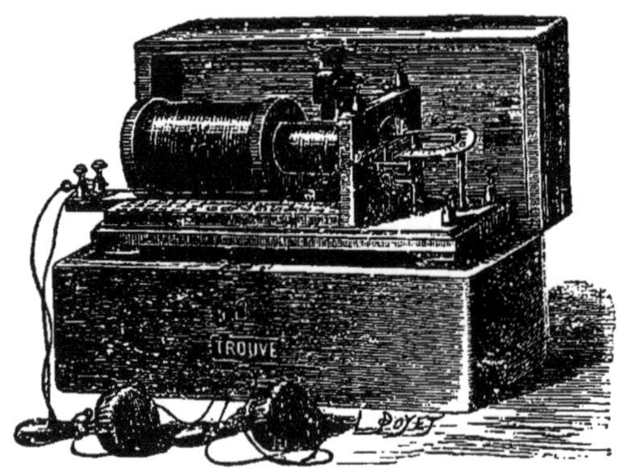

FIG. 34. — Appareil de Dubois-Reymond.

Dubois-Reymond (fig. 34), c'est-à-dire un appareil à champ constant dans lequel on règle la force du courant en faisant varier la distance de l'inducteur et de l'induit. Le champ magnétique est représenté par la bobine M contenant un noyau de fer doux, une pile et un interrupteur K. La résistance de cette bobine a été calculée de manière que tout le travail extérieur de la pile soit absorbé par le champ. En face de ce champ magnétique très intense se meut une seconde bobine N, qui représente l'induit et qui engaine la bobine inductrice.

Plus on rapprochera les bobines, plus l'induit absorbera de flux magnétique; ce flux, constamment coupé par l'interrupteur K, se trouve transformé dans la bobine induite en courant alternatif (courant faradique), que l'on recueille au moyen des conducteurs et tampons représentés sur la figure.

Si la transformation s'opérait sans perte d'énergie, ce qui est loin d'être réalisé dans ces sortes d'appareil, le courant faradique maximum aurait à peu près la forme suivante : 7 10/000es d'ampère sous 3000 volts $= 2$ watts 25. En réalité il est très difficile de mesurer exactement l'énergie de ces sortes de courants en unités électriques ; les divisions placées sur le côté de la glissière sont destinées à fournir un point de repère au praticien.

Il n'y a pas à insister ici sur le fonctionnement de cet appareil, qui ne diffère pas des autres : pratiquement il offre l'avantage de montrer à découvert tous les points délicats qui doivent être nettoyés et surveillés avec soin, tels que les fiches et les vis de contact, les éléments et les vases de la pile.

D'après F. Franck[1], il faudrait distinguer les périodes dans lesquelles ce procédé de faradisation est dangereux, et celles où il est parfaitement inutile et ne sert qu'à faire perdre un temps précieux. Voici comment s'exprime cet auteur :

« 1° L'électrisation faradique intense est dange-

____

1. F. Franck, *Bulletin de l'Académie de méd.*, Paris, séance du 1er juillet 1890, 3° série, t. XXIII, p. 714-715.

reuse, tant que le chloroforme n'a pas, au préalable, rendu inexcitables les nerfs d'arrêt du cœur et leurs centres. Les courants, en effet, tels qu'ils sont appliqués, diffusent dans la profondeur et agissent sur les pneumogastriques à la région du cou : on ne procède pas autrement quand on veut, chez les animaux, arrêter le cœur par l'excitation directe de ses nerfs modérateurs. Et ici il s'agit de ranimer le cœur arrêté en diastole par voie réflexe, c'est-à-dire à une période où il subit avec une intensité exceptionnelle les influences inhibitoires : cette période se place, comme nous le savons, ou bien tout au début de la chloroformisation, ou bien pendant la phase d'excitation et celle qui lui fait immédiatement suite. Quelques pressions rythmiques sur le thorax, transmises au cœur lui-même qui est très excitable pendant ses grands arrêts diastoliques, agissent beaucoup plus activement et sont inoffensives.

« 2° A une période avancée de la chloroformisation, quand la respiration s'est éteinte graduellement ou assez brusquement et que le cœur menace de s'arrêter, l'électrisation faradique cervico-thoracique n'offre plus les dangers qu'elle présentait dans les premières phases de l'anesthésie : à ce moment, nous savons que l'excitabilité des nerfs d'arrêt du cœur a depuis longtemps disparu. Mais si l'électrisation ainsi pratiquée et appliquée d'une façon soutenue ne peut plus exagérer les accidents qu'elle est destinée à combattre, elle est, d'autre part, absolument inefficace. Les muscles striés sont encore excitables, il est vrai, mais leur tétanisation ne procure aucun bénéfice, et l'on s'attarde inutilement à l'emploi de ce procédé, alors qu'il serait urgent d'intervenir par la respiration artificielle. »

Si l'électrisation faradique soutenue n'offre aucun avantage dans ces conditions, elle peut, appliquée d'une autre façon, constituer un procédé de respiration artificielle qu'a autrefois recommandé le professeur Vulpian[1] pour les cas de syncope respiratoire seule, le cœur continuant à battre. On applique l'un des pôles sur la face ou sur le cou, l'autre à la partie supérieure de l'abdomen ; les courants induits provoquent une inspiration ; on les suspend, la poitrine revient à la position expiratrice ; on les fait passer de nouveau, une nouvelle inspiration se produit et ainsi de suite jusqu'à ce que la respiration spontanée ait reparu.

Frictions sèches. — Outre cette faradisation des nerfs phréniques, appliquée en temps utile, il faut ramener la chaleur à la peau par des frictions sèches, des applications d'eau chaude, par l'enveloppement dans des couvertures chaudes, etc.

Quand la respiration est redevenue normale, il faut veiller soigneusement sur le malade, afin de pouvoir prévenir une nouvelle syncope.

Quand tous ces moyens sont impuissants, on a conseillé des aspersions d'eau froide, une douche vigoureuse sur la nuque.

1. Vulpian, *Sur l'action qu'exercent les anesthésiques (éther sulfurique, chloroforme, chloral hydraté) sur le centre respiratoire et les ganglions cardiaques (Comptes rendus de l'Académie des sciences*, Paris, t. LXXXVI, 27 mai 1878, p. 1303-1308).

Attouchement de l'ouverture supérieure du larynx. — Un autre moyen a été proposé par Escalier; il consiste dans l'attouchement de l'ouverture supérieure du larynx avec le doigt indicateur porté profondément dans la gorge. Pour peu qu'il reste de sensibilité sur cette partie si facilement impressionnable dans l'état normal, le toucher réagit sur les centres nerveux et réveille, par le mécanisme de l'action réflexe, les mouvements respiratoires.

Ce procédé et les pressions exercées sur le thorax, de manière à provoquer la respiration artificielle, sont ceux auxquels il faut donner la préférence ; on peut même y ajouter la trachéotomie, afin de faciliter l'insufflation pulmonaire faite à l'aide d'une sonde et d'un soufflet. Nous aurons à y revenir plus loin.

Respiration artificielle. — Nous avons parlé de la *respiration artificielle* et nous savons qu'on doit la pratiquer dans les cas de mort apparente consécutive à un arrêt de la respiration dû à l'anesthésie chirurgicale ; il nous reste à bien indiquer sa valeur thérapeutique et la façon de procéder lorsqu'il sera nécessaire d'y avoir recours.

Deux conditions sont indispensables au succès de cette opération : d'abord il ne faut pas que les voies aériennes soient obstruées, ensuite rien ne doit s'opposer à l'expansion libre des poumons. Dans le premier cas, il suffira d'une éponge ou d'un tampon d'ouate placé à l'extrémité d'une pince à forcipressure pour déterger le pharynx du malade de toutes les mucosités qui peuvent y séjourner.

Dans le second cas, on veillera à ce que le malade ne soit pas serré par ses vêtements, cette constriction seule suffisant à mettre obstacle à la libre expansion pulmonaire.

Méthode de Sylvester. — C'est généralement à cette méthode que l'on a recours en France; aussi

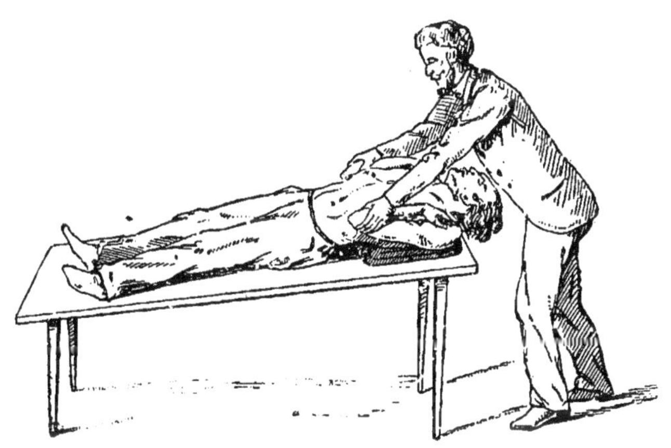

Fig. 35. — Respiration artificielle, première manœuvre.

y insisterons-nous parce qu'elle nous paraît la plus facile et la plus rationnelle.

On place le malade sur une surface plane et sur le dos, on débarrasse la bouche des matières étrangères qu'elle contient, on ramène la langue hors de la bouche au moyen d'une pince à griffes (pince de J. Lucas-Championnière ou de P. Berger). Puis l'opérateur se place près de la tête du malade, saisit les bras au coude et les dirige d'abord en bas (fig. 35), puis les ramène en haut jusqu'à ce que les mains atteignent les côtés de la tête (fig. 36). On les maintient dans cette position pendant deux

secondes, puis on les ramène lentement en arrière
sur les côtés du thorax, contre lequel on les presse
doucement pendant deux secondes. On répète ces
mouvements quinze fois par minute, jusqu'à ce

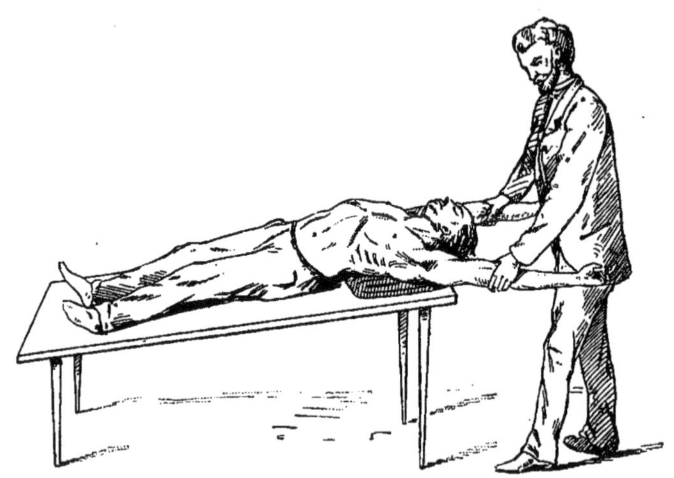

FIG. 36. — Deuxième manœuvre.

qu'on juge qu'il est inutile de continuer plus longtemps les manœuvres.

Comme ces manœuvres sont assez fatigantes, il
est bon que les assistants puissent se relayer de
façon à les continuer le plus longtemps possible.
C'est ainsi qu'à la suite de syncopes produites
pendant l'anesthésie chloroformique on a vu
quelquefois les malades ne reprendre leurs sens
qu'après vingt à vingt-cinq minutes de respiration
artificielle; l'un de nous en a vu un exemple en
1886 dans le service de Léon Labbé à l'hôpital
Beaujon.

Souvent, à la respiration artificielle de Sylvester,
on ajoute la compression intermittente de l'épi-

gastre chaque fois que le thorax est pressé par les bras (première manœuvre).

Quoi qu'il en soit, l'opérateur ne doit pas cesser toute manœuvre dès qu'apparaît un premier mouvement respiratoire spontané; mais il doit les continuer de façon à les faire coïncider avec les mouvements spontanés d'inspiration et d'expiration, jusqu'à ce que la respiration devienne régulière.

Comme l'a bien exprimé F. Franck[1], ce procédé de respiration artificielle est excellent quand il s'agit de suspensions purement réflexes de la respiration et du cœur, sans excès de la substance anesthésique dans les centres nerveux et dans les parois du cœur lui-même.

« Ici il ne s'agit pas, comme dans les cas d'intoxication grave, d'éliminer du sang le poison qui y a été introduit en quantité surabondante ou avec une rapidité exagérée; l'air que fait circuler dans le poumon la manœuvre des pressions externes n'est pas saturé de chloroforme; le système nerveux est encore excitable et les compressions rythmiques du thorax le sollicitent à l'action ; le cœur subissant les excitations mécaniques de ces vigoureuses pressions peut y répondre par un réveil de ses systoles, ayant conservé son excitabilité.

« La même manœuvre réussit encore quand il se produit, non pas des syncopes respiratoires, mais des pauses spontanées, prolongées, au cours d'une chloroformisation poussée un peu loin; il suffit parfois même de quelques pressions sur

----

1. F. Franck, *Bulletin de l'Académie de médecine*, séance du 1er juillet 1890, 3e série, t. XXIII, p. 716.

l'épigastre pour activer le retour des mouvements respiratoires qui se seraient, du reste, réveillés d'eux-mêmes par la stimulation produite dans le bulbe par le sang insuffisamment oxygéné.

« Mais il en est tout autrement dans les accidents respiratoires et cardiaques de l'intoxication chloroformique : à cette période, le sang est surchargé de chloroforme aussi bien dans les centres nerveux (empoisonnement bulbaire) que dans la paroi cardiaque (empoisonnement du cœur). Il faut de toute nécessité enlever, et très rapidement, l'excès de chloroforme.

« La respiration artificielle par manœuvres externes n'y suffira pas, à moins que les accidents n'aient pas de gravité réelle ; mais c'est là une chance qu'il est impossible d'apprécier à priori. »

Pour obvier à ces accidents, on a donc cherché autre chose ; on a conseillé la *transfusion du sang* ou l'*injection d'eau salée* dans les veines ; mais ce sont là de véritables opérations dont la valeur est fort discutable.

Tout autre est l'*insufflation pulmonaire* dont nous allons parler.

Insufflation pulmonaire. — L'insufflation pulmonaire est le seul procédé qui remplisse l'indication essentielle, de substituer à l'air des poumons vicié par la substance anesthésique, un air pur emprunté au dehors. D'après F. Franck, c'est aussi le seul moyen de débarrasser du sang toxique qu'il contient et qui baigne son propre tissu, le cœur ralenti et mourant ou même parfois complètement arrêté. C'est en quelque sorte une façon de *laver* le myocarde et de remplacer le sang qu'il renferme par un sang aéré dans le poumon.

Voici comment s'exprime ce physiologiste :

« Dans la pratique de la respiration artificielle telle que nous la recommandons, une condition favorable à l'évacuation du sang intoxiqué qui baigne le cœur se trouve précisément réalisée : chaque insufflation, pourvu qu'elle soit assez énergique, déploie le poumon et crée dans le thorax une augmentation notable de pression.

« Le cœur tout entier est comprimé ; les vaisseaux afférents et efférents le sont au même degré, il est vrai, mais le sang peut être expulsé de la poitrine en dehors de laquelle la pression est moins élevée. De là la possibilité d'une évacuation toute mécanique du sang contenu dans les cavités et dans les parois cardiaques.

« Au moment où cesse la projection d'air, le thorax est le siège d'une moindre pression intérieure, le poumon revient élastiquement sur lui-même et le cœur, tout à l'heure comprimé, se trouve subir une aspiration excentrique qui amène à l'intérieur de l'oreillette et du ventricule gauches une partie du sang aéré du poumon.

« A l'insufflation suivante, cette provision de sang déjà purifié va se substituer au sang chloroformé, précédemment expulsé des parois cardiaques, et ainsi de suite... Si bien qu'après huit ou dix insufflations successives, le cœur aura remplacé son sang altéré par du sang aéré[1]. »

---

1. F. Franck, *loc. cit.*, p. 717.

L'insufflation pulmonaire se pratique soit de bouche à bouche, soit au moyen d'appareils.

α. *Insufflation de bouche à bouche.* — Elle doit être faite quelquefois, comme moyen transitoire, en attendant mieux.

Elle est surtout applicable aux enfants à cause de la faiblesse de leurs parois thoraciques. Mais chez l'adulte l'excitation ainsi produite.n'est pas suffisante pour rétablir les mouvements respiratoires et l'hématose suspendue. Ce n'est donc qu'un pis aller absolument incomplet.

β. *Insufflation au moyen d'appareils.* — Hunter et Richardson plaçaient simplement un tube dans une narine en fermant hermétiquement la bouche et l'autre narine.

On peut aussi se servir de l'intubation laryngée; le tube laryngien le plus usité, surtout pour les nouveau-nés, est celui de Ribemont.

Richardson de Londres a imaginé un appareil consistant en deux poires de caoutchouc communiquant avec un tube unique : on place ce tube dans l'une des narines, on ferme l'autre ainsi que la bouche et l'on pousse l'air dans les poumons par l'intermédiaire d'une des boules, tandis qu'on le retire avec l'autre.

Pour empêcher la pénétration de l'air dans l'œsophage, on doit refouler le larynx en haut et en arrière.

γ. *Insufflation pulmonaire après trachéotomie.* — Un bon procédé, pour réaliser directement l'insufflation pulmonaire, consiste à pratiquer la trachéotomie, opération qui ne saurait être considérée comme grave; puis à l'imitation de ce que font les physiologistes pour les chiens, d'introduire dans la trachée une canule à soupape latérale d'un maniement facile permettant à l'air expiré de s'échapper aisément au dehors (fig. 37).

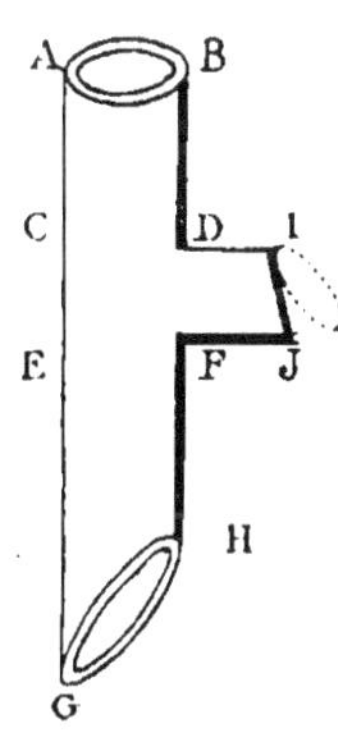

Fig. 37. — Canule à trachéotomie, à soupape latérale pour l'insufflation pulmonaire.

La partie EFGH de la canule est introduite dans la trachée. A la partie ABCD on adapte un tube en caoutchouc résistant, relié à un *simple soufflet à pédale* de petite capacité, de 1 décimètre cube. La partie DIFJ, grâce au soulèvement de la soupape, permet à l'air expiré de sortir. « Tel est l'outillage simple que nous voudrions voir figurer dans toutes les salles d'opération et que tout praticien peut aisément transporter[1]. »

A défaut de canule à trachéotomie, on peut se servir d'une sonde placée dans la trachée, après ouverture de celle-ci; à l'aide de la sonde on insuffle de l'air. Cet air peut être introduit au moyen du soufflet dont nous venons de parler.

Sur le trajet du tube, il est bon de placer une soupape latérale pour permettre à l'air expiré de s'échapper au dehors.

F. Franck a cité l'histoire de deux opérés que n'avait pu sauver des accidents respiratoires et

____

1. F. Franck, *loc. cit.*, p. 718.

cardiaques la pratique des manœuvres externes, et dont la mort a été conjurée par la trachéotomie suivie d'insufflation, faite à sa demande instante, par les chirurgiens désespérant de leurs opérés.

Massage de la région précordiale. — D'après cet auteur, le cœur peut reprendre son activité première, grâce aux stimulations mécaniques que subit sa surface externe, surtout quand on associe à l'insufflation trachéale les manœuvres extérieures de compression rythmique du thorax et de massage en quelque sorte de la région précordiale.

Mais il ne faut pas perdre de temps, il ne faut pas que l'arrêt toxique ait duré plus de deux minutes et qu'il soit survenu à la suite de l'intoxication suraiguë d'une éthérisation ou d'une chloroformisation conduite trop rapidement.

Quoi qu'il en soit, l'insufflation trachéale est la ressource suprême ; et il est indiqué d'y avoir recours eu égard à la gravité de la situation.

CONCLUSIONS

Il est difficile de se prononcer d'une façon absolue sur la valeur de chacune des substances employées pour produire l'anesthésie soit locale, soit générale, et sur l'excellence de tel ou tel procédé.

En examinant chaque méthode d'anesthésie, en étudiant chacune des substances préconisées par les uns et les autres, nous avons cru faire œuvre utile et nous conformer à ce précepte d'Hippocrate que tout chirurgien doit méditer : *Divinum est sedare dolorem.*

Si maintenant nous donnons pour conclure, non pas nos préférences en anesthésie locale et générale, mais celles de la majorité des chirurgiens, celles dont le temps et l'expérience consacrent l'efficacité, nous croyons utile d'établir deux divisions bien tranchées :

1° Dans l'anesthésie locale, on a une tendance à abandonner tout ce qui est appareil lourd et peu maniable, tout ce qui est matériel encombrant, pour n'user que de substances enfermées dans des récipients faciles à transporter. C'est ainsi qu'on emploie volontiers les tubes ou les ampoules au chlorure d'éthyle ; cette substance, jointe au coryl ou à l'anesthyle, paraît vouloir détrôner aujourd'hui l'éther et l'appareil de Richardson qui nous semblait jadis l'idéal du genre.

Les injections hypodermiques marquent aussi un progrès manifeste au point de vue de l'anesthésie locale. Depuis que quelques praticiens secondés par des fabricants intelligents ont réussi à rendre aseptique la seringue de Pravaz en la modifiant heureusement, on s'est livré couramment à l'anesthésie pratiquée par la méthode soit sous-cutanée, soit intra-dermique. La cocaïne a été l'alcaloïde le plus généralement utilisé et cette substance reste et restera longtemps encore, croyons-nous, en honneur, malgré les accidents dont on a voulu la rendre coupable ; accidents qui, à notre avis, dépendent surtout de la façon maladroitement imprudente dont elle a été maniée.

Nous ne saurions donc trop recommander d'user des plus grandes précautions dans le maniement de la cocaïne, et de tâter en quelque sorte la susceptibilité de l'individu avant de lui en injecter une dose suffisante pour insensibiliser les surfaces opératoires. 2 centigrammes nous paraissent la dose maniable à laquelle on doit s'arrêter, à la condition d'injecter cette dose en deux fois à quelques minutes d'intervalle.

Puisqu'il est prouvé que le phénate de cocaïne ou la tropacocaïne sont moins toxiques que la cocaïne, nous donnerons la préférence à ces deux premières substances. A défaut de celles-ci, nous pourrons atténuer les mauvais effets de la cocaïne en ajoutant quelques gouttes de trinitrine à la solution employée (G. Gauthier de Charolles), ou bien encore nous empêcherons la diffusion de la cocaïne dans la circulation en usant : soit de l'oléo-naphtine stérilisée comme véhicule de la cocaïne (Marchandé), soit de la bande d'Esmarch ou d'un simple lien en caoutchouc, soit encore du beurre de cacao.

En définitive, tous les progrès réalisés dans l'anesthésie locale sont utiles à connaître pour la pratique chirurgicale civile, à la campagne surtout, où avec l'emploi des anesthésiques généraux, l'assistance d'un aide est le plus souvent nécessaire.

2° En anesthésie générale, peu nombreux sont les chirurgiens qui font encore usage du protoxyde d'azote. Il n'y a guère que quelques dentistes qui y aient encore recours. Ce gaz est dangereux, ainsi que nous l'avons fait remarquer ; de plus les appareils dans lesquels il est contenu sont difficilement transportables.

C'est à l'éther, c'est au chloroforme qu'on a généralement recours.

L'éther a de fervents adeptes aux États-Unis, en Suisse, à Lyon, à Montpellier ; le chloroforme a de puissants défenseurs à Paris, en Angleterre et en Allemagne.

Nous n'examinerons pas les dangers de ces deux agents et les accidents auxquels ils peuvent donner lieu ; nous ne parlerons pas non plus de leurs avantages respectifs, ayant suffisamment insisté sur tous ces points. A cet égard les statistiques qu'on nous présentera n'auront jamais qu'une valeur relative, puisque tout dépend de la façon dont on administre ces anesthésiques, et qu'une substance dangereuse entre les mains de celui-ci devient inoffensive entre les mains de celui-là.

Si la méthode d'anesthésie chloroformique à doses faibles et continues telle que nous l'avons exposée, la seule qui nous paraisse ne devoir déterminer que le minimum d'accidents, était adoptée par tout le monde, la statistique, qui est aujourd'hui favorable à l'éther, changerait incontestablement de facteurs.

Le bromure d'éthyle est actuellement très en faveur : nous croyons qu'il doit être réservé pour les opérations de courte durée, et qu'il restera l'anesthésique de choix employé par les laryngologistes, les oculistes, les dentistes, et aussi pour toutes les interventions concernant la petite chirurgie.

Le pental nous paraît dangereux ; il suffit qu'il ait eu déjà sa nécrologie, pour que nous l'écartions de propos délibéré, après lui avoir consacré une étude plus que suffisante.

Quant aux *méthodes mixtes* d'anesthésie, leur valeur nous paraît incontestable. En employant différentes substances anesthésiques, on peut, dans une certaine mesure, atténuer et faire même disparaître au moins, dans certains cas, les inconvénients et les dangers de chacune d'elles prise en particulier.

C'est ainsi que l'emploi successif du bromure

d'éthyle et du chloroforme, dont nous usons souvent, nous a donné de bons résultats. Mais à côté de cette méthode, très bonne, très préconisable, il en est d'autres dont les effets ont été déplorables lorsqu'elles ont été appliquées après de grands traumatismes, nous voulons parler de la morphine en injections hypodermiques précédant la chloroformisation ; et aussi de la méthode atropo-morphinée employée en chirurgie humaine par Aubert et L. Tripier de Lyon.

FIN

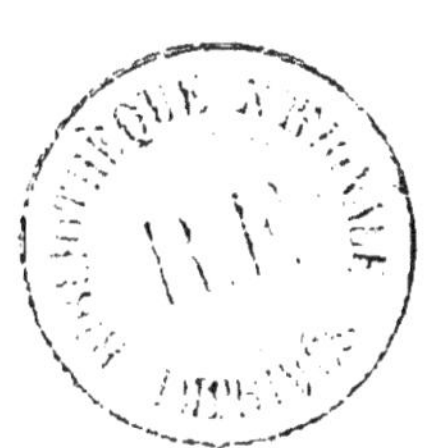

TABLE DES MATIÈRES

TABLE DES FIGURES

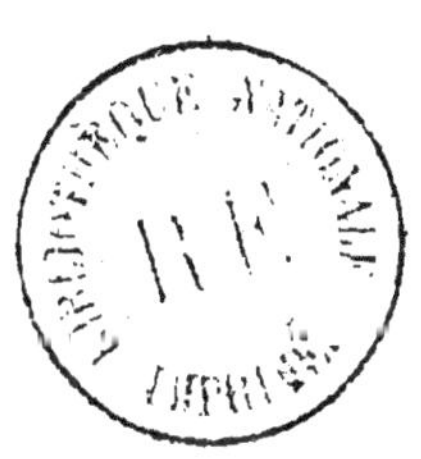

13769. — Imprimeries réunies, rue Mignon, 2, Paris.